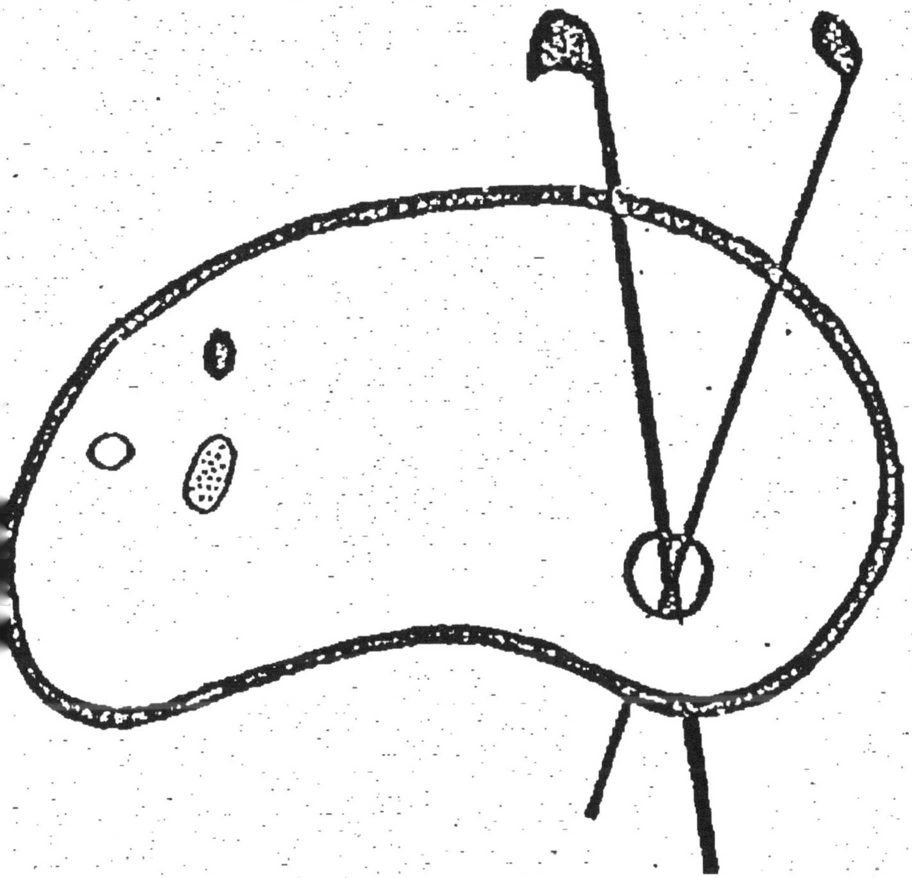

LA FOLIE HÉRÉDITAIRE

LEÇONS

PROFESSÉES A L'ÉCOLE PRATIQUE

PAR

LE Dr LEGRAND DU SAULLE

Médecin de l'hospice de Bicêtre (service des aliénés)
Médecin du Dépôt de la Préfecture
Lauréat de la Faculté de médecine de Paris et de l'Institut de France
(Académie des sciences)
Ancien président de la Société de médecine pratique
et de la Société médicale du VIe arrondissement
etc., etc

PARIS
ADRIEN DELAHAYE, LIBRAIRE-ÉDITEUR
PLACE DE L'ÉCOLE-DE-MÉDECINE

1873

PRINCIPALES PUBLICATIONS DU MÊME AUTEUR

La folie devant les tribunaux. Un vol. in-8 de 624 pages. — Paris, 1864. — *Ouvrage couronné par l'Institut.*

Le délire des persécutions. Un vol. in-8 de 524 pages. — Paris 1873. — *Ouvrage couronné par la Faculté de médecine de Paris.*

Traité de médecine légale et de jurisprudence médicale. Un vol. grand in-8 de 1,200 pages environ.

La première partie (816 pages) est en vente.
La deuxième partie paraîtra le 25 novembre 1873.

Pronostic et traitement de l'épilepsie. Une brochure in-8, 2e édition. — 1873.

SOUS PRESSE

Traité clinique de l'épilepsie. Un vol. in-8 de 500 pages environ.

PARIS. — Typographie POUGIN, quai Voltaire, 13 — 5152.

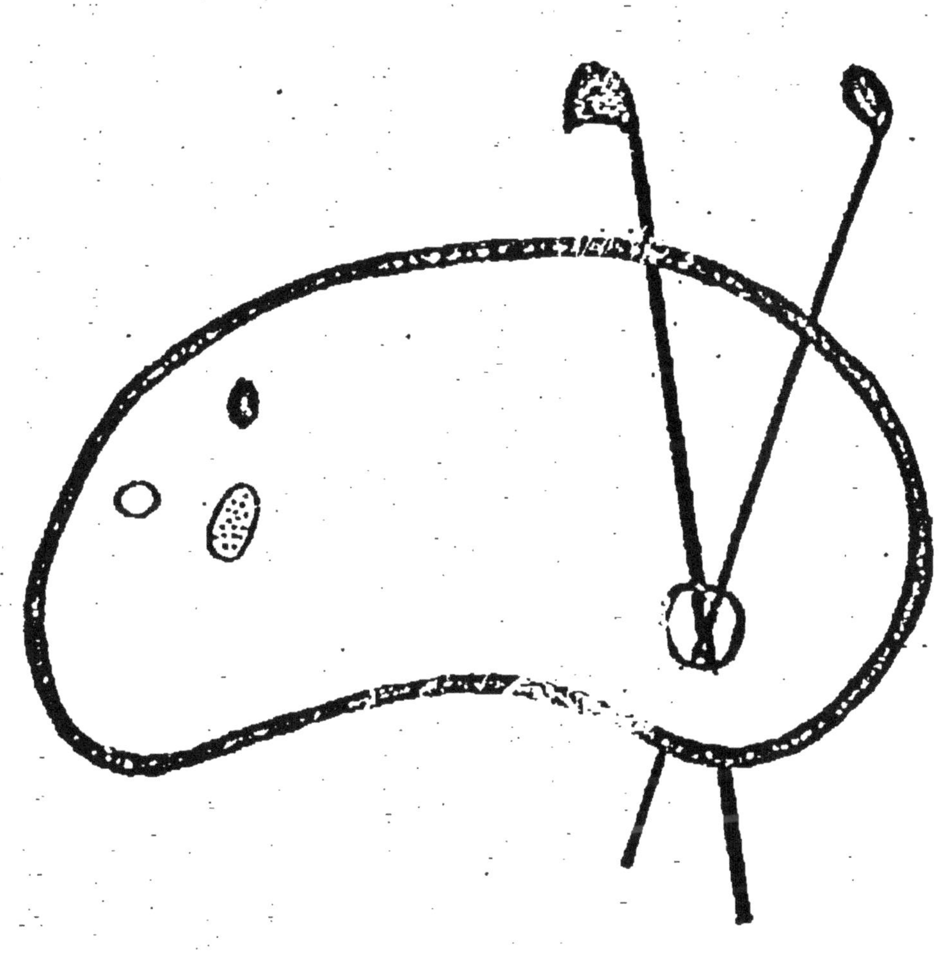

FIN D'UNE SERIE DE DOCUMENTS
EN COULEUR

LA FOLIE HÉRÉDITAIRE

PRINCIPALES PUBLICATIONS DU MÊME AUTEUR

La folie devant les tribunaux. Un vol. in-8 de 624 pages. — Paris, 1864. — *Ouvrage couronné par l'Institut.*

Le délire des persécutions. Un vol. in-8 de 524 pages. — Paris 1873. — *Ouvrage couronné par la Faculté de médecine de Paris.*

Traité de médecine légale et de jurisprudence médicale. Un vol. grand in-8 de 1,200 pages environ.

La première partie (816 pages) est en vente.
La deuxième partie paraîtra le 25 novembre 1873.

Pronostic et traitement de l'épilepsie. Une brochure in-8, 2e édition. — 1873.

SOUS PRESSE

Traité clinique de l'épilepsie. Un vol. in-8 de 500 pages environ.

PARIS. — Typographie POUGIN, quai Voltaire, 13 — 5452.

LA FOLIE HÉRÉDITAIRE

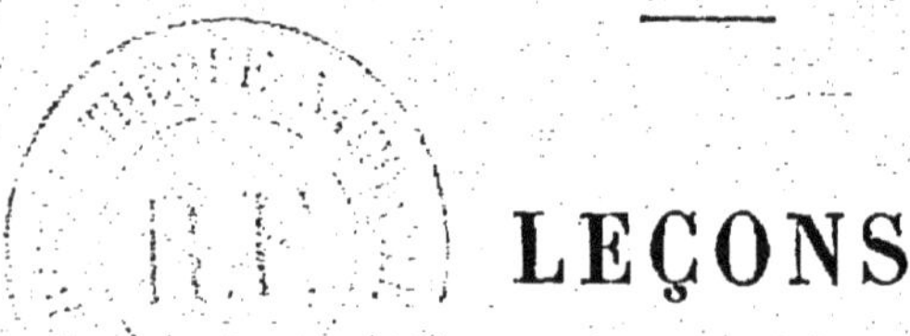

LEÇONS

PROFESSÉES A L'ÉCOLE PRATIQUE

PAR

LE Dr LEGRAND DU SAULLE

Médecin de l'hospice de Bicêtre (service des aliénés)
Médecin du Dépôt de la Préfecture
Lauréat de la Faculté de médecine de Paris et de l'Institut de France
(Académie des sciences)
Ancien président de la Société de médecine pratique
et de la Société médicale du VIe arrondissement
Etc., etc.

PARIS

ADRIEN DELAHAYE, LIBRAIRE-ÉDITEUR

PLACE DE L'ÉCOLE-DE-MÉDECINE

1873

DE

LA FOLIE HÉRÉDITAIRE

I

DE L'HÉRÉDITÉ EN GÉNÉRAL

Dans le cours de mes précédentes leçons sur les maladies mentales, j'ai eu bien souvent l'occasion de vous parler de l'hérédité. Chaque fois que nous avons été amenés, par la marche de nos études, à nous entretenir de l'étiologie d'une affection mentale, l'hérédité s'est présentée en première ligne. Je vous ai fréquemment fait observer combien étaient légères dans beaucoup de cas les causes occasionnelles de la folie et je vous ai dit que si des circonstances insignifiantes en apparence déterminaient chez certains sujets l'explosion de troubles cérébraux graves et parfois incurables, il fallait chercher la raison de cette disproportion apparente entre la petitesse de la cause et la grandeur de l'effet dans la prédisposition organique créée par l'hérédité. Mais entraîné sans cesse par la description des formes spéciales de la folie, je n'ai pu vous donner que des notions incomplètes et nécessairement un peu diffuses sur cette grande cause génératrice des affections cérébrales.

Il me paraît d'autant plus nécessaire d'entrer dans quelques développements à ce sujet que la question a pris dans ces dernières années une importance doctrinale et pratique de premier ordre, sous l'influence de la direction qui a été imprimée aux études par les tendances philosophiques modernes. Autrefois, en effet, au lieu de rechercher les conditions des transmissions héréditaires ou leurs lois, on cherchait des explications métaphysiques du mystérieux processus par lequel des parents transmettent à leurs descendants des ressemblances physiologiques ou pathologiques. On discutait pour savoir si Van Helmont avait raison de dire que l'hérédité *est un cachet idéal imprimé dans l'archée séminale et causant l'aptitude à la maladie héréditaire ;* ou s'il fallait croire avec Stahl qu'*elle est le résultat de l'influence de l'âme qui organise le fœtus d'après le plan du père et de la mère ;* ou bien encore si comme le voulait Hoffmann *un certain degré d'impulsion imprimé primitivement dans les parties ne pourrait pas, conservé plus tard, être la source des maladies de famille.*

Lorsque la médecine se débarrassa de son alliance incommode avec la métaphysique, lorsqu'elle entra dans ses voies naturelles, lorsque les savants comprirent que la recherche des causes premières était toujours stérile, ils donnèrent à leurs travaux un but plus modeste, mais infiniment plus utile. Au lieu de chercher la cause des transmissions héréditaires, on chercha les conditions qui leur donnaient naissance : en d'autres termes, au lieu de chercher le *pourquoi* de l'hérédité, on en chercha le *comment.* Sous l'influence de ces idées la question qui nous occupe fit de rapides progrès. Elle fut étudiée avec beaucoup de soins par de nombreux auteurs, parmi lesquels je vous citerai : Calmeil (1824), Bouchet et Cazawieilh (1825), Beau (1830), Piorry (1840), Gaussail (1842), Baillarger (1844), Prosper Lucas (1849-1850), Boileau de Castelneau (1852), etc.

Ces auteurs apportèrent de nombreux matériaux. Ils établirent d'une façon incontestable que les maladies mentales peuvent se transmettre des ascendants aux descendants par voie de génération d'après des lois souvent très-complexes. Ils montrèrent que la maladie peut sauter une génération pour réapparaître ensuite dans les descendants au deuxième ou au troisième degré. Enfin, ils déterminèrent d'une façon précise quelles étaient les conditions de santé des parents qui pouvaient faire redouter l'apparition de la folie chez les enfants.

La question de l'hérédité paraissait être ainsi épuisée lorsque de nouveaux travaux démontrèrent qu'on ne l'avait étudiée que sous une de ses faces en laissant l'autre complétement dans l'ombre. Ces recherches sont dues à M. Moreau, de Tours, et surtout à Morel, dont la perte récente a été si vivement ressentie par tous ceux qui s'intéressent aux progrès de la médecine mentale. On avait jusqu'à eux considéré surtout l'hérédité au point de vue des ascendants : ils l'étudièrent plus spécialement au point de vue des descendants. On avait surtout étudié les sources des transmissions héréditaires, ils en étudièrent les conséquences. Ils arrivèrent ainsi à découvrir que la folie transmise présente des caractères qui la distinguent de la folie acquise, et Morel démontra que ces caractères étaient suffisamment nets pour qu'on puisse les reconnaître cliniquement et suffisamment importants pour légitimer la création d'un nouveau groupe nosologique sous le nom de *folie héréditaire*. Vous comprenez combien il est important d'être fixé sur la valeur de ces idées. Il ne s'agit en effet de rien moins que de savoir si l'on doit arracher des classifications symptomatiques généralement en usage, une grande famille naturelle d'aliénation mentale, ayant une étiologie, une symptomatologie, une marche, un pronostic spéciaux, comme on en a récemment arraché les cas qui forment aujourd'hui le groupe des paralysies générales.

Dans l'état actuel de la science, la création du groupe des folies héréditaires est parfaitement légitime. Mais il ne suffit pas que je vous donne mon opinion personnelle, il faut encore que je vous la fasse partager, et il importe que je vous mette au préalable sous les yeux toutes les pièces du procès afin que vous puissiez le juger vous-mêmes en pleine connaissance de cause. Pour cela il me paraît indispensable de suivre la marche logique qui nous est indiquée par la nature même des choses, c'est-à-dire d'étudier les conditions des transmissions héréditaires chez les ascendants avant d'en étudier les conséquences sur les descendants. Mais je serai très-bref sur cette première partie, et je ne vous dirai de l'hérédité en général et des parents des fous héréditaires que ce qu'il est absolument indispensable de connaître pour bien comprendre la folie héréditaire.

En médecine le mot hérédité n'a pas la même valeur qu'en jurisprudence. Les législateurs, en effet, appellent hérédité le droit de recueillir la totalité ou partie des biens qu'une personne laisse à son décès. Pour les médecins, le mot hérédité est synonyme de transmissibilité. Il n'indique pas un droit, il constate un fait. Sa définition est celle-ci : la transmission des parents aux enfants par la voie générative de certaines dispositions, ou de certains états physiologiques ou pathologiques.

Ainsi définie et envisagée d'une façon générale, l'hérédité joue un rôle important dans l'étiologie des affections mentales. Mais ce rôle est exprimé, selon les auteurs, par des chiffres très-différents et qui varient dans les proportions de 4 à 90 p. 100. Voici, du reste, le relevé que j'ai pu faire.

Proportions numériques de l'hérédité dans la folie.

			pour 100.
D'après	Esquirol.	1. Salpêtrière.	13,30
		2. Charenton.	31,34
		3. Maison de santé d'Ivry.	34,80
—	Guislain.		30
—	Holet.		69
—	Jessen.		65
—	Parchappe.		15
—	Aubanel et Thore.		4,37
—	Michéa.		50 à 75
—	Damerow, à Halle, sur 770 cas.		24,20
—	Webster, 1848 à Bedlam, sur 1798 cas.		32
—	Brigham.		26,67
—	Thurnam.	Hérédité directe.	47,7
		Collatéraux compris.	32,6
—	Haynes.		11,97
—	Burrows.		85,71
—	Noble.		40
—	Hood.		9,59
—	Morel.		20

D'après Marcé.	1er relevé	42,85 °/o
	2e relevé	30
— Howe		84,32
— Moreau		90
— Desportes.	Bicêtre, 3,455 cas	10
	Salpêtrière, 789 cas	13
— Ellis		15,36
— Hugh Grainger Steward		49,61
— Jacobi, 220 cas		11
— Bergmann.	Directe	20
	Directe et indirecte	33
— Hagen, 187 cas.	Directe	12 à 13
	Indirecte	33
— Flemming, à Sachsenberg	plus de	20
— Martini, à Leuben.	pr les classes élevées.	30
	pr les classes pauvres.	25
— Paulard, à Marseille		7
— Brierre de Boismont	à près de	50
— Dagonet, à Stephansfeld		25
— Skac, d'Édimbourg, 248 cas		34
— Jarvis, près de 100,000 cas		4
— Asile de Bloomingdale, à New-York, 1841 cas		16
— Bini, à Florence		25
— Bonacossa, à Turin, 1066 cas		12
— Statistique de Rouen, 570 cas		16,5
— — de Bordeaux, 265 cas		10
— — de Lyon, 503 cas		12
— — des États-Unis, 190 cas		10
— — de Turin, 150 cas		16
— — de Caen, 75 cas		20
— — Palerme, 306 cas		7

Ces différences énormes dans les résultats statistiques fournis par des savants nombreux et tous fort honorables et fort instruits, tiennent à plusieurs raisons. Généralement, les statistiques très-nombreuses fournissent des résultats tendant à amoindrir le rôle de l'hérédité, tandis que les petites statistiques donnent des chiffres relativement plus considérables. Cela tient sans aucun doute aux conditions différentes dans lesquelles ont été réunis les matériaux de la statistique. Ainsi Esquirol a fait trois statistiques, l'une à la Salpêtrière, hospice public non payant; un autre à Charenton, où les malades sont dans une position de fortune plus aisée, puisqu'ils doivent payer un certain prix de pension, et où le médecin résidant peut facilement prendre auprès des familles les renseignements que les malades sont souvent incapables de fournir. Enfin une troisième, dans la Maison de santé, à Ivry, où les rapports du médecin avec les malades et leurs familles sont pour ainsi dire constants. Eh bien, dans sa première statistique, Esquirol trouve 13.30 héréditaires pour 100; dans la seconde 31.30, et dans la troisième 34.80.

En outre, les statistiques des différents auteurs ne peuvent guère être comparées entre elles. En effet, les uns ne considèrent comme héréditaires que les cas dans lesquels les ascendants directs et immédiats ont été atteints d'aliénation, tandis que d'autres comptent, au nombre des cas héréditaires, ceux où l'on a découvert des individus aliénés parmi les aïeux ou même les bisaïeux, ou encore parmi les collatéraux des malades.

Une autre cause d'erreur provient de l'adultère. Lorsque le médecin cherche à établir la généalogie pathologique d'une famille, il ne peut tenir compte que des parents légaux. Or le père, qui crée la prédisposition pathologique n'est pas toujours celui *quem justæ nuptiæ demonstrant*, et c'est pour cela que les faits d'hérédité sont souvent plus contestables du côté du père que du côté de la mère.

Enfin l'insouciance, les réticences, les mensonges des malades ou des familles doivent entrer pour une large part dans les causes d'erreurs de statistiques. Quand on observe à l'hôpital, on est en présence de gens pauvres, indifférents, ignorant l'histoire de leur famille, ou pouvant à peine donner quelques renseignements sur leur père et sur leur mère. Le plus souvent, ils ne connaissent aucun détail sur les familles auxquelles ils sont alliés. Dans la clientèle civile, c'est tout autre chose. Généralement, on pourrait donner les renseignements que réclame le médecin, mais sous l'influence de sots scrupules ou dans un intérêt inavouable, on préfère garder le silence ou même mentir!

Remarquez que toutes ces circonstances tendent à diminuer

dans les statistiques le nombre des cas héréditaires, si bien que dans les statistiques bien faites on a plus à craindre d'être au-dessous qu'au-dessus de la vérité. Il est impossible d'arriver à la connaissance exacte du nombre des aliénés héréditaires; tout ce que je puis vous dire, c'est que les recherches les plus modernes et les plus précises, celles de Thurnam et de Hugh Grainger Steward, permettent de porter entre 40 à 50 pour 100 la proportion des aliénés héréditaires. Vous voyez par ces chiffres, qui ne sont certainement pas exagérés, quel rôle important joue l'hérédité dans la production des affections mentales.

Étudions maintenant les divers modes de transmission héréditaire.

Le cas le plus simple, c'est celui dans lequel les ascendants transmettent à leurs descendants l'affection dont ils étaient atteints eux-mêmes, avec tout son appareil symptomatique. Le délire éclate alors chez les enfants avec les mêmes caractères, avec les mêmes nuances qu'il avait présentés chez les parents. Quelquefois l'analogie est plus grande encore; les enfants sont frappés de folie au même âge que leurs parents, et la cause occasionnelle est la même. *Si parentes aliquà ætate morbum illi ætati congruum insigniter toleraverunt et illo maxime tempore infantem genuerunt, infans ille quando illi ætati pariter appropinquari contigit, affectui illi eodem familiariùs atque certius expositus observatur*, dit Stahl. La manie héréditaire, dit Esquirol, se manifeste chez les parents et les enfants aux mêmes époques de la vie ; elle est provoquée par les mêmes causes ; elle affecte le même caractère. Les exemples de ce genre de transmission héréditaire sont nombreux : une dame devient aliénée à la suite d'une couche à l'âge de vingt-cinq ans ; sa fille est enceinte à vingt-cinq ans et devient folle à la suite de ses couches.

Moreau (de Tours) rapporte dans sa *Psychologie morbide* qu'un individu frappé des premiers événements de la Révolution de 1789, devient aliéné. Il s'enferme dans son appartement et pendant dix ans refuse absolument d'en sortir. Sa fille, vers le même âge que lui, tombe dans le même état : elle s'enferme aussi et refuse de sortir sous aucun prétexte.

Lorsque l'hérédité revêt ces caractères, on dit qu'elle est similaire. Elle est rare dans les phénomènes de la pathologie mentale; au contraire, dans les transmissions physiologiques elle joue le principal rôle. La ressemblance si fréquente des enfants aux parents est un fait d'hérédité similaire. Chez les animaux, la transmission similaire est d'observation si vulgaire qu'elle a été consacrée par un proverbe : *bon chien chasse de race.* L'étude de ces lois a conduit à des résultats véritablement surprenants. On peut modifier les variétés et les races presque à volonté, et les grands éleveurs de bestiaux Bakwell, Fowler, Payet et Princeps, etc., ont élevé l'étude de ces transformations à la hauteur d'une science pratique. On a poussé si loin ces études, qu'un éleveur de pigeons, John Sebright, demandait trois ans pour obtenir n'importe quel plumage et six ans pour façonner une tête ou un bec de pigeon !

Chez l'homme, l'hérédité similaire se manifeste d'une façon éclatante. Il y a des familles où la bonté, la charité sont des qualités qui se transmettent de père en fils; comme il en est d'autres où les enfants semblent hériter de la bassesse des sentiments et de la perversité des instincts de leurs ascendants. Il est des familles dont tous les membres sont doués d'une grande énergie intellectuelle, tandis que, dans d'autres, on ne compte que des faibles d'esprit ou des gens d'une incontestable médiocrité. « Si l'on apportait autant de soin, dit Voltaire, à ne pas mêler les races d'hommes qu'on en montre à ne pas confondre celles des chevaux ou des chiens de chasse, les généalogies seraient écrites sur les visages et se manifesteraient dans les mœurs. » L'histoire confirme à chaque instant l'exactitude de cette pensée.

Il y avait des familles romaines qui portaient les noms de *nasones* ou de *labeones*, selon le développement de telle ou telle partie de leur visage. Les Bourbons ont eu depuis leur origine historique un nez aquilin, et cela d'une façon si constante, que l'on dit aujourd'hui un nez à la Bourbon. Les Juifs ont conservé de tout temps et dans tous les points du globe un type identique et une grande aptitude pour le trafic.

Saint-Simon raconte que Louis XIV était d'une voracité et d'une gloutonnerie extraordinaires : tous ses enfants étaient comme lui gourmands et grands mangeurs.

« Toute la lignée des Guise, dit Voltaire, fut téméraire, factieuse, pétrie du plus insolent orgueil et de la politesse la plus séduisante. Depuis François de Guise jusqu'à celui qui, seul et sans être attendu, alla se mettre à la tête du peuple de Naples, tous furent d'une figure, d'un courage et d'un esprit au-dessus du commun des hommes. »

« Chez presque tous les princes de la famille de Condé, dit Saint-Simon, on note une chaude et naturelle intrépidité, une remarquable entente de l'art militaire, de brillantes facultés de l'intelligence. Mais à côté de ces dons, des travers d'esprit voisins de la folie, des vices odieux du cœur et du caractère, la malignité, la bassesse, la fureur, l'avidité du gain, une avarice sordide, le goût de la rapine et de la tyrannie et cette sorte d'insolence qui a fait plus détester les tyrans que la tyrannie elle-même. »

Ce sont là des exemples d'hérédité similaire physiologique exerçant son influence sur plusieurs générations successives et imprimant à toutes un cachet identique. On n'observe pas généralement dans les transmissions des maladies mentales une aussi invariable uniformité ; le plus souvent, *la maladie qui se transmet se transforme.* Il est cependant une espèce de folie qui se transmet des parents aux enfants avec une constante similitude : je veux parler de la folie suicide. Ellis fait la remarque qu'il n'est point d'affection de l'intelligence où l'hérédité ait plus de fidélité dans la répétition. On voit, en effet, des familles entières disparaître et s'éteindre par le suicide de tous leurs membres. Gall raconte l'histoire d'une dame qu'il a connue, dont la mère et les sœurs s'étaient suicidées. Elle avait deux enfants, un fils et une fille : la fille a tenté de se suicider et le fils s'est pendu.

Falret rapporte qu'un père bizarre et taciturne eut six enfants, parmi lesquels quatre se suicidèrent. Le premier se précipita sans motif d'un troisième étage ; le deuxième eut des peines et s'étrangla ; le troisième se précipita d'une fenêtre et le quatrième se tira un coup de pistolet. Un cousin de ces jeunes gens s'était jeté dans la rivière.

Moreau parle d'une famille qui comptait cinq enfants, quatre frères et une sœur, qui se suicidèrent tous successivement.

Autant l'hérédité similaire est ordinaire dans la folie suicide, autant elle est rare dans les autres espèces d'aliénation. Elle peut exister incontestablement, et l'on en trouve çà et là dans les auteurs des exemples indiscutables, mais ces exemples ne sont pas très-fréquents. De plus, on n'a pas jusqu'à présent suffisamment tenu compte d'une série de phénomènes qui peuvent en imposer et faire croire à une hérédité similaire, alors qu'il n'y a qu'une véritable contagion.

J'ai déjà appelé l'attention sur ces faits dans mon livre sur *Le délire des persécutions*, et j'ai démontré que certains persécutés convertissent quelquefois à leur délire les personnes de leur entourage. Lorsqu'une personne, saine d'esprit d'ailleurs, vit continuellement avec un de ces malades, et qu'elle assiste au début de son délire, elle trouve d'abord ses idées étranges, puis il arrive dans certains cas qu'elle excuse les défaillances de sa raison, qu'elle partage une à une et à mesure qu'elles naissent toutes ses aberrations et toutes ses conceptions maladives, de sorte qu'au bout de quelque temps elle a accepté et s'est approprié une systématisation délirante créée de toutes pièces par le malade !

Dans ces cas, le persécuté qui a communiqué son délire domine celui qui l'a reçu. Celui-ci n'est que l'écho fidèle de celui-là. Il ne fait que reproduire quelquefois, en les atténuant, les conceptions délirantes du premier. Il y a bien contagion, car si l'on isole ces malades, si on les met en traitement, si on les place dans l'impossibilité de se voir et de s'écrire, le vrai persécuté fera tous les jours un pas vers l'incurabilité, tandis que le persécuté par influence marchera rapidement vers la guérison. Mais (et c'est là un côté de la question que je tiens à spécifier) si ces communications du délire se sont faites du père ou de la mère aux enfants, ou bien encore des frères aux frères, on peut supposer qu'il s'agit là de cas de folies héréditaires similaires, et que l'hérédité a prédisposé également les membres d'une même lignée à une même affection. Pour se faire alors une opinion bien assise, il faudra étudier avec soin l'évolution du délire chez les deux malades et surtout observer la marche de leur maladie après les avoir complétement isolés l'un de l'autre pendant un certain temps.

Donc, dans l'immense majorité des cas, les transmissions héréditaires des maladies mentales ne se font pas d'une façon similaire, et l'on se ferait une idée bien incomplète de l'hérédité, si on voulait limiter son action aux cas dans lesquels on a pu reconnaître chez les descendants les mêmes formes morbides, les mêmes états maladifs que chez leurs ascendants. Le plus souvent, au contraire, l'hérédité est essentiellement polymorphe, et la règle générale, c'est que les affections mentales se transforment en se transmettant. Un père épileptique peut engendrer des enfants excentriques, aliénés, idiots, etc. Un aliéné peut engendrer des épileptiques, des extravagants, des faibles d'esprit, etc., etc.

Pour bien comprendre ces transmissions héréditaires polymorphes, il faut absolument considérer les affections mentales et les grandes névroses comme des variétés d'une même espèce, en prenant le mot espèce dans le sens que lui ont donné les naturalistes, c'est-à-dire la succession des êtres provenant de parents communs et capables de se reproduire entre eux.

Au premier degré de cette échelle morbide se trouve cet état maladif mal caractérisé, sorte d'intermédiaire entre la maladie et la santé, que Lorry appelait la cachexie nerveuse, Pomme la fièvre nerveuse, Brachet la névrospasmie, Cerise la névropathie protéiforme, Sandras l'état nerveux, et qui n'est en effet que l'exagération du tempérament nerveux. Cet état névropathique est comme le début, comme le germe, si vous voulez, des états morbides plus graves, que l'hérédité fera apparaître et évoluer si ce germe est fécondé par de nouveaux éléments morbides.

Au dernier degré de l'échelle, se trouvent les agenésies intellectuelles, l'imbécillité, l'idiotie, etc. Entre ces deux extrêmes, se trouvent rangées, d'après leur ordre de gravité, les grandes névroses convulsives et les diverses formes de l'aliénation. Tous ces états morbides ont entre eux des liens intimes de parenté. Leurs produits pathologiques ont entre eux des rapports directs. L'influence de l'hérédité les combine et les transforme, de sorte qu'ils peuvent passer par une série complexe de métamorphoses sans changer de nature, comme l'on voit certains animaux subir également, dans leur évolution, des métamorphoses variées sans pour cela cesser d'être eux-mêmes.

Cette idée vous paraît peut-être un peu bizarre, et cela sans aucun doute, à cause des divisions scolastiques des maladies mentales que vous êtes habitués à considérer comme désignant des espèces morbides distinctes. Mais c'est là une idée fausse que je ne saurais combattre trop vivement. Les classifications des maladies mentales actuellement en usage sont artificielles et conséquemment mauvaises, les groupes qu'elle consacrent ne sont pas des groupes naturels, les mots de manie, monomanie, etc., ne caractérisent que des états morbides symptomatiques ; ils ne correspondent en aucune façon à des maladies distinctes, à des groupes spécifiques naturels. Aussi dans l'évolution d'une même maladie nous voyons ces symptômes se transformer et se succéder les uns aux autres. Tel malade a aujourd'hui un délire partiel qui demain aura un délire général et plus tard sera dément. Un paralysé général passe successivement par les états de monomanie, de manie et de démence et n'en est pas moins resté pour cela un paralysé général. Ces transformations qui s'opèrent dans la maladie d'un individu s'opèrent aussi dans sa descendance, mais ici les conditions de transmission étant complexes, leurs résultats le sont aussi.

Les adversaires de l'influence héréditaire ont puisé un de leurs principaux arguments dans ce fait que la transmission n'est pas constante et inévitable. Heureusement il n'en est pas ainsi, car si cela était, on pourrait compter sur une extinction plus ou moins rapide mais infaillible de l'humanité ! Je dirai même que l'objection n'est pas fondée théoriquement. En effet, le rôle de l'hérédité c'est de mélanger, de combiner les éléments paternel et maternel pour y puiser les éléments du produit. Lorsqu'elle est accumulée, lorsqu'elle est à facteurs convergents, c'est-à-dire lorsque le père et la mère sont aliénés, l'évolution de l'aliénation mentale dans la descendance suit une marche progressive qui précipite rapidement les produits au dernier degré des dégénérescences physiques et intellectuelles. C'est dans ces conditions que naît l'idiotie, forme terminative qui est relativement à l'évolution des maladies mentales dans l'espèce, ce qu'est la démence dans l'évolution des maladies mentales de l'individu.

Mais lorsque l'hérédité est à facteurs divergents, c'est-à-dire lorsqu'un seul des ascendants est aliéné, il résulte de la fusion, de la combinaison des éléments paternel et maternel, des états extrêmement variables selon le degré et la dose de l'imprégnation morbide ; si bien qu'au lieu de progresser toujours davantage dans le sens des dégénérations les enfants peuvent au contraire remonter vers l'intégrité physique et intellectuelle. En d'autres termes l'hérédité agit suivant la puissance des facteurs. Progressive si les facteurs sont convergents, elle peut s'amoindrir et perdre son influence si les facteurs sont divergents. Mais ce qu'il importe bien de savoir c'est que l'hérédité morbide ne reste pas stationnaire. Elle évolue, tantôt vers le mal, tantôt vers le bien. Si son influence est combattue par l'hygiène, par l'infusion d'un sang nouveau, elle tendra à s'éteindre ; si au contraire elle est accumulée, progressive, elle créera des états morbides de plus en plus graves et amènera promptement l'extinction de la famille qu'elle frappe.

C'est pour cela que les unions consanguines, les unions constantes des membres d'une même famille entre eux sont des conditions fâcheuses au point de vue de la descendance. Esquirol fait remarquer que l'aliénation est surtout active en Angleterre, parmi les catholiques qui s'allient toujours entre eux, et en France parmi les grands seigneurs, qui sont presque tous parents. Il en est de même en Amérique pour les quakers. Dans tous ces cas, les croisements de races ne venant plus corriger les vices héréditaires, rien n'arrête l'évolution progressive de l'hérédité.

Les curieuses recherches de Benoiston (de Châteauneuf) ont montré que les familles les plus illustres, malgré toutes leurs précautions, et peut-être à cause de ces précautions même, disparaissent rapidement et ne durent pas plus de trois siècles. Elles s'épuisent et s'éteignent parce que des causes nombreuses de dégénérescence pèsent sur elles et ne sont pas combattues.

Les dégénérescences sont des déviations maladives du type primitif (Morel). Elles sont le résultat d'une influence pathologique soit morale soit physique. Un de leurs caractères les plus importants, c'est qu'elles se transmettent par hérédité et dans des conditions exceptionnellement graves, car les produits des êtres dégénérés sont ordinairement plus sérieusement atteints que leurs ascendants, jusqu'à ce que, frappés de stérilité, ils deviennent par l'exagération même de leur mal, incapables de transmettre le type de leur propre dégénérescence.

Si simple qu'on la suppose au début, dit Morel, cette déviation renferme néanmoins des éléments de transmissibilité d'une telle nature, que celui qui en porte le germe devient de plus en plus incapable de remplir sa fonction dans l'humanité et que le progrès intellectuel, déjà enrayé dans sa personne, se trouve encore menacé dans celle de ses descendants. Ces caractères distinguent les races et les variétés animales des dégénérescences. Les premières, soustraites à l'influence qui leur a donné naissance, tendent à retourner vers le type primitif. Les dégénérescences, au contraire, une fois créées, tendent à se perpétuer en s'aggravant, à moins que leur influence ne soit victorieusement contre-balancée par certaines conditions déterminées.

D'après ce que je vous ai déjà dit, vous pouvez voir que les différentes variétés de l'aliénation mentale présentent, dans leur transmissibilité, des caractères qui les placent à côté des dégénérescences. Et de fait, Morel arrive à conclure que, dans l'immense majorité des cas, la folie est la conséquence d'un état de dégénérescence. Incontestablement, elle peut éclater chez un individu placé en dehors des causes dégénératives. C'est alors la folie acquise. Mais une fois créée, une fois fixée par l'hérédité, elle devient le point de départ de phénomènes nouveaux, de transformations successives dans les descendants.

Vous voyez alors comment doit-être compris le rôle de l'hérédité. Ce n'est pas une force qui crée de toutes pièces les affections mentales. Elle les transmet en les modifiant. A l'origine de la dégénérescence, il faut une cause productrice, un *nisus formativus*, comme disent quelques physiologistes allemands, tout à fait indépendant des transmissions héréditaires. Mais une fois la dégénérescence créée dans l'individu, l'hérédité la fixe dans la descendance. Quelquefois l'ascendant peut guérir, mais peu importe, il a imprimé à son descendant un cachet, un stigmate ineffaçable. La maladie qu'il a acquise est fixée dans sa descendance : ce qui n'était qu'un accident parfois transitoire chez le père, fait partie inhérente de la constitution du fils.

Les remarquables expériences de Brown-Séquard sur la production expérimentale de l'épilepsie, nous fournissent un exemple de ce mode de fixation d'une maladie par le fait de la transmission héréditaire. Rien n'est plus facile que de produire l'épilepsie chez le cochon d'Inde. Quand on a pratiqué sur un de ces animaux certaines lésions nerveuses, et particulièrement une hémisection latérale de la moelle ou une section du nerf sciatique, indépendamment des troubles bien connus qui sont le résultat immédiat de la section de ces parties, on voit survenir une série d'altérations organiques et de troubles fonctionnels sur lesquels Brown-Séquard a attiré l'attention.

Du côté de la face et du cou correspondant à la lésion, la sensibilité cutanée diminue; et il se produit quelques petits troubles trophiques peu importants. Si alors on excite cette zone de peau, l'animal a un accès convulsif absolument semblable à ceux qui chez l'homme caractérisent l'accès épileptique. En outre, l'animal a des accès épileptiques spontanés, qui surviennent périodiquement en dehors de toute excitation de la zone épileptogène.

Ces accidents sont susceptibles de guérison. Au bout de quelque temps, les attaques spontanées disparaissent, puis les poils qui étaient tombés sous la peau de la région épileptogène repoussent, la sensibilité recouvre son intégrité et l'excitation de la zone épileptogène ne détermine plus l'explosion d'accès convulsifs : l'animal est guéri. Mais si pendant le temps qu'il avait des accès épileptiques, cet animal a engendré des petits, ces petits peuvent être épileptiques. En outre, chez eux, l'épilepsie n'a pas les mêmes caractères que chez les ascendants. En effet, il n'y a plus de zone épileptogène, on ne peut plus provoquer des attaques à volonté, il n'y a que des accès spontanés : c'est une véritable épilepsie idiopathique. Ces faits ont d'autant plus de valeur que je ne sache pas qu'en dehors de ces cas de transmissions héréditaires on ait jamais observé l'épilepsie spontanée chez les cochons d'Inde.

Ainsi, voilà une lésion expérimentale qui, chez les ascendants, produit une épilepsie temporaire : c'est un accident passager qui guérira au bout d'un certain temps. Chez les descendants, au contraire, l'épilepsie s'est établie d'une façon définitive, avec des caractères d'incurabilité qu'elle n'avait pas chez les ascendants : elle s'est fixée par sa transmission héréditaire.

L'ivresse alcoolique produit des troubles transitoires du système nerveux. Or, il paraît démontré que les enfants conçus pendant un accès aigu d'ivresse, en dehors bien entendu des altérations permanentes que détermine l'alcoolisme chronique, sont souvent épileptiques, aliénés ou idiots. Ces faits avaient été pressentis depuis bien longtemps. Une loi de Carthage défendait toute autre boisson que l'eau le jour de la cohabitation maritale, et Amyot dit, dans un langage pittoresque et fort expressif, que « l'ivrogne n'engendre rien qui vaille » ; mais ils n'ont été scientifiquement démontrés que dans ces dernières années, où MM. Demeaux, Dehaut et Vousgier (de Strasbourg), ont communiqué à l'Académie des sciences des observations bien nettes de cette transformation d'un symptôme transitoire en une maladie confirmée et durable. Ils ont montré que l'enfant engendré dans un accès de délire toxique transitoire, peut être épileptique, aliéné, idiot, etc., et porter les stigmates indélébiles d'une dégénérescence plus ou moins avancée.

Dans l'alcoolisme chronique, nous voyons également un individu antérieurement sain, devenir par le fait de son avilissante passion, la source d'une série de dégénérescences, qui ne compromettent pas seulement sa propre existence physique et intellectuelle, mais qui se transmettent aussi à ses descendants d'après les lois qui régissent les transmissions dégénératives, c'est-à-dire en se transformant et en suivant une évolution progressive ou régressive, selon les cas. Vous le voyez, l'hérédité ne joue aucun rôle au début, à l'origine des dégénérescences ; elle ne les crée pas, elle les fixe seulement dans l'espèce et les perpétue en les aggravant.

De ces faits, résulte cette conséquence pratique que les enfants nés avant l'explosion de la folie de leurs parents sont moins fréquemment frappés d'aliénation que ceux qui naissent après.

Si la folie est accidentelle, en effet, si elle est acquise de toutes pièces, l'enfant sera certainement indemne. Mais il faut être prudent dans les pronostics de ce genre, il faut se rappeler que si la folie est souvent acquise de toutes pièces, plus souvent encore la cause qui a paru la déterminer n'a été qu'une occasion propice au développement d'un germe morbide caché, que l'étincelle qui met le feu aux poudres. Cette même cause occasionnelle agissant sur un sujet parfaitement sain, n'eût amené aucun trouble de l'intelligence ; mais agissant sur un sujet prédisposé à la folie, trouvant le terrain merveilleusement préparé à la recevoir, elle s'est développée avec une intensité en rapport direct avec le degré de la prédisposition. C'est ce qui explique comment des parents non aliénés au moment de la conception peuvent donner le jour à des produits dégénérés.

Dans l'état actuel de nos connaissances, il est absolument impossible de déterminer exactement quelle sera la forme de la dégénérescence qui frappera les enfants d'un dégénéré. Parmi les enfants d'un ascendant épileptique ou aliéné, on peut voir des types de tous les degrés de dégénérescences, de toutes les formes de la folie. Morel a donné ses soins aux quatre frères d'une même famille. Le grand-père de ces enfants était mort aliéné ; leur père n'avait jamais pu se fixer à rien d'utile ; leur oncle, doué d'une grande intelligence et médecin célèbre, était fort connu par ses bizarreries et ses excentricités. Eh bien, ces quatre enfants, produits d'une même souche, présentaient des formes différentes de troubles psychiques : l'un était maniaque à accès périodiques et désordonnés ; le second, mélancolique, était réduit par sa stupeur à un état purement automatique ; le troisième se signalait par une extrême irascibilité et des tendances au suicide ; le quatrième se faisait remarquer par de grandes dispositions artistiques, mais il était d'une nature craintive et soupçonneuse.

M. G. Doutrebente, dans un très-bon travail sur *les aliénés héréditaires* a dressé plusieurs tableaux généalogiques. Il est facile de constater en étudiant ces tableaux combien sont variables les formes de dégénérescences que présentent les enfants d'une même souche. Mme L. S... (Obs. VII), fille d'une mère bizarre

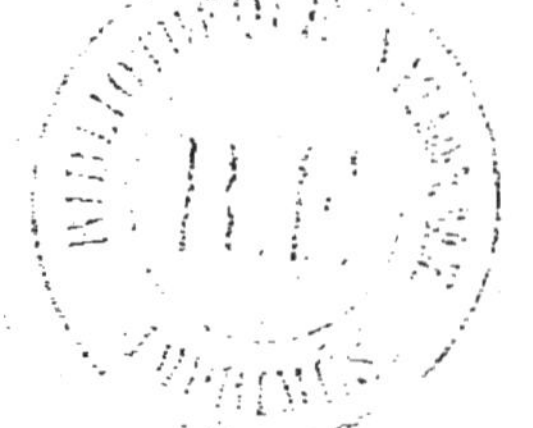

et d'un père épileptique, est elle-même atteinte du délire des persécutions. Elle a eu trois enfants : un fils intelligent, mort jeune d'une fièvre cérébrale, un fils semi-imbécile et une fille hystéropathe.

Dans une autre observation (Obs. XV), je trouve que d'un père hypochondriaque et persécuté et d'une mère nerveuse et émotive, naquirent dix enfants, dont trois moururent en bas âge. Parmi les survivants, il y a une fille hypochondriaque, émotive, en proie à des scrupules religieux ; une autre fille aliénée, une troisième faible d'esprit, une quatrième persécutée suicide, un garçon faible d'esprit, un autre hypochondriaque, enfin le dernier semi-imbécile.

La diversité est si grande dans ces cas et dans beaucoup d'autres, que je pourrais vous citer, qu'elle ne peut être soumise à aucune loi. Actuellement, tout ce que l'on peut faire, c'est d'établir les liens de parenté de l'état névropathique, des névroses et de l'aliénation, et pour me résumer dans une conclusion pratique, je vous dirai que la folie, l'épilepsie, l'idiotie et les troubles moins graves de l'intelligence et des sentiments sont à redouter chez les descendants lorsqu'on a pu observer chez les ascendants :

1° Des névropathes ;

2° Des gens bizarres, originaux, exaltés, violents, passionnés, instinctifs ;

3° Des hystériques, des épileptiques, etc. ;

4° Des suicidés ;

5° Des alcoolisés ;

6° Des aliénés véritables.

A cette énumération je devrais encore, si j'adoptais pleinement les idées de Moreau, ajouter le génie ; mais, jusqu'à plus ample informé, je ne crois pas que le génie soit une névrose. Pour moi, le génie est une raison supérieure.

Je ne place pas non plus parmi les conditions de santé des ascendants qui peuvent donner lieu à la folie chez les descendants, l'apoplexie cérébrale. Les conditions anatomiques de l'apoplexie cérébrale ont été bien étudiées dans ces dernières années : ce sont, dans l'immense majorité des cas, le ramollissement ou l'hémorrhagie encéphalique, et les causes les plus fréquentes de ces lésions sont des altérations chroniques des artères (athérome, anévrysmes miliaires). Que ces lésions soient dans beaucoup de cas la conséquence de l'alcoolisme chronique, cela est incontestable : mais alors c'est l'alcoolisme qui crée la dégénérescence, et l'apoplexie, qui n'est elle-même qu'un de ses effets, ne doit pas être comptée parmi les conditions originelles de la folie héréditaire.

A plus forte raison, j'élimine les diathèses cancéreuse, tuberculeuse, rhumatismale, etc., que quelques auteurs placent parmi les causes qui, modifiées par l'hérédité, peuvent engendrer les affections nerveuses. Ces diathèses n'ont avec la folie aucun rapport. On a dit qu'elles pouvaient favoriser indirectement son apparition en créant des tempéraments faibles, débilités, plus facilement impressionnés par les causes morbides. Je ne pense pas que cette manière d'envisager la question soit exacte. Il faudrait démontrer, pour assurer la légitimité de cette conclusion, que les individus affaiblis sont plus facilement atteints d'aliénation mentale, et je ne crois pas que personne ait pu l'établir.

Jusqu'à présent nous avons étudié l'hérédité, comme si les transmissions héréditaires se faisaient toujours des ascendants à leurs descendants directs et immédiats, c'est-à-dire comme si l'origine des affections héréditaires qui frappent les enfants se trouvaient toujours dans leur père ou dans leur mère. C'est là, en effet, le cas le plus fréquent, le plus évident et aussi le plus simple. Mais comme nous le verrons tout à l'heure, ce n'est pas le seul. Lorsque l'hérédité revêt ces caractères, lorsque la transmission pathologique se fait du père ou de la mère à leurs enfants, on dit qu'elle est *directe*. L'hérédité directe se manifeste non-seulement par la production chez les enfants d'états organopathiques du même ordre que ceux dont étaient atteints leurs parents, mais encore par la création d'un état particulier de l'organisme, qui favorise à un moment donné l'explosion de troubles fonctionnels ou de lésions anatomiques analogues à ceux des ascendants. Je m'explique : un père et une mère tuberculeux engendrent un enfant qui, pendant toute sa jeunesse, paraît jouir d'une excellente santé. A vingt-cinq ans, il est frappé de phthisie et succombe.

Dans ce cas, les ascendants n'ont pas transmis la maladie elle-même dont ils étaient atteints, puisque l'enfant en venant au monde ne présentait aucune trace de tubercules, et que, pendant vingt-cinq ans, il a joui d'une santé parfaite. Ce qu'ils ont transmis, c'est une certaine tendance maladive, un certain état de l'organisme qui le rend plus apte à ressentir les influences morbides et à réagir contre elles d'une certaine façon ; en un mot, *la prédisposition*. L'enfant dont je vous parlais n'est pas né tuberculeux, il est né prédisposé à la tuberculose. Son existence est sans cesse menacée par cette prédisposition héréditaire, car alors même qu'il paraît parfaitement sain, il est sous une imminence morbide redoutable, la cause la plus légère pouvant être l'occasion du développement de la diathèse dont il porte le germe caché.

Il en est de même dans les transmissions des maladies mentales. Certes, l'enfant qui naît microcéphale, idiot, etc., porte en naissant les stigmates de sa dégénérescence. Mais le plus souvent il n'hérite pas de la maladie de ses ascendants, mais bien de la prédisposition à la contracter. Le fils d'un suicidé n'est pas en naissant fatalement voué au suicide, mais il a hérité de ses ascendants d'un certain état mélancolique, capable de lui inspirer, à un moment donné, un dégoût profond de l'existence : l'ennui le plus léger, le chagrin le plus futile, suffiront alors pour le déterminer à attenter à ses jours. Il en est de même des autres formes de folie, mais nous aurons l'occasion de revenir en détail sur la prédisposition héréditaire, et sans entrer dans plus de développements sur ce sujet, je passe à l'étude de l'hérédité médiate ou atavique. Dans ces cas, les parents immédiats ne présentent pas d'affection analogue à celle des descendants; mais en remontant plus haut dans l'histoire de la famille, on trouve que ces affections ont existé chez les ancêtres directs ou collatéraux. L'hérédité a donc sauté une ou plusieurs générations; elle est atavique (de *atavus*, aïeul). Ce mot *atavisme* a été créé et introduit dans la science par le botaniste Duchesne et peut être défini : la réapparition dans un individu ou dans un groupe d'individus de caractères anatomo-physiologiques, positifs ou négatifs, que n'offraient point les parents immédiats, mais qu'avaient offert leurs ancêtres directs ou collatéraux.

Si bizarre que paraisse ce phénomène de l'atavisme, il existe réellement. Les naturalistes en ont cité des exemples fort curieux. Vogt, Lyell, Darwin, Gaudry, ont souvent invoqué son influence pour expliquer certaines anomalies de l'organisation. Darwin, par exemple, considère comme ataviques tous les organes rudimentaires inutiles à un animal; il les compare aux lettres d'un mot conservées dans l'écriture, mais perdues dans la prononciation et qui servent de guide dans la recherche de son étymologie. Ainsi ces organes rudimentaires indiqueraient les transformations subies antérieurement par les espèces.

C'est sur les plantes que l'on a surtout étudié les phénomènes d'atavisme. Lorsque, par le fait de la culture, ou d'autres circonstances, elles ont été écartées de leur type primitif, elles tendent sans cesse à retourner à leur état naturel par une sorte d'attraction vers le type spécifique primitif, qui empêche la fixation de formes artificielles et qui mérite aussi le nom d'atavisme.

Les phénomènes de génération alternante découverts par Chamino et étudiés plus tard par de nombreux savants, nous fournissent des faits d'atavisme extrêmement curieux. En voici un exemple : il existe de petits molluscoïdes marins, les biphores, que l'on trouve sous deux états tout à fait différents; les uns vivent solitaires, les autres vivent en colonies, réunis sous forme de chaînes. Eh bien, ceux qui vivent isolés engendrent ceux qui vivent en chaînes, et ceux-ci n'engendrent que des individus solitaires. Si bien, ainsi que le fait remarquer M. de Quatrefages, qu'un biphore ne ressemble jamais ni à sa mère ni à ses fils, mais toujours à son aïeul et à ses petits-fils. Ces faits, empruntés à l'anatomie philosophique et à l'histoire naturelle, doivent bien vous faire comprendre ce que c'est que l'atavisme.

La pathologie nous offre aussi des exemples de transmissions médiates. Boerhaave (aphorisme 1075) dit que l'épilepsie peut être héréditaire et tenir à l'influence du père ou de la mère ou même des grands-parents, la maladie manquant souvent chez le père, mais se transmettant du grand-père au petit-fils; et son commentateur Van Swieten, après avoir affirmé le principe de l'hérédité en ces termes : *Morbos ex parentibus propagari in progeniem innumeris observationibus confirmatur*, ajoute : *Silente morbo in genitore dum ex avo derivatur in nepotem.*

C'est là toute la doctrine de l'atavisme, et vous voyez que si le mot atavisme est de création récente, l'idée qu'il représente avait été nettement formulée par des observateurs anciens. C'est qu'il est impossible, quand on étudie la généalogie des malades et particulièrement des aliénés, de ne pas être frappé de voir un père ou une mère bien portants, mais issus de parents aliénés, parvenir à une longue vieillesse sans présenter aucun trouble de l'intelligence, et donner le jour à des enfants aliénés. Ces cas sont trop fréquents pour que l'on puisse les mettre en doute ou les considérer comme de simples coïncidences, surtout quand on voit dans les conditions physiologiques des plantes et de certains animaux, l'hérédité atavique s'exercer avec une constance qui en fait une des lois les plus importantes de la génération des êtres.

Mais si l'existence de la transmission immédiate ou atavique des maladies est incontestable, il n'en est pas de même d'une autre forme de transmission, de celle que l'on a appelée indirecte ou collatérale. On appelle *hérédité indirecte* ou *collatérale*, celle où l'on trouve dans la nature physique ou morale du produit la représentation des collatéraux. Par exemple : un père bien portant a deux frères morts aliénés. Leurs ascendants ne présentaient aucun signe d'aliénation. Eh bien, les fils de cet homme sain de corps et d'esprit, sont tous aliénés. Ou bien encore, un individu né d'ascendants directs et indirects sains a des cousins aliénés et devient aliéné lui-même.

Dans ces cas, l'hérédité est souvent contestable, mais on ne doit pas trop facilement nier son influence. Avant de le faire, il faudrait au moins avoir étudié avec soin la généalogie de la famille et avoir bien constaté qu'il n'y a pas eu de cas d'aliénation ou d'affections pouvant engendrer l'aliénation, dans les trois générations d'ascendants directs de l'aliéné que l'on suppose héréditaire.

On a beaucoup discuté pour savoir si le père et la mère jouaient dans le phénomène des transmissions héréditaires pathologiques un rôle égal, ou si l'un des deux avait le privilége de transmettre plus sûrement que l'autre les maladies dont il était atteint. Esquirol pensait que la mère jouissait de ce privilége. Pour lui, les enfants sont plus exposés à hériter des affections de leur mère que de celles de leur père. Il établissait cependant une exception pour l'épilepsie, qui, à la Salpêtrière, lui avait paru provenir plus souvent du père que de la mère.

Baillarger a étudié cette question avec soin et en se fondant sur une statistique comprenant 453 cas d'hérédité, il a cru remarquer que l'influence maternelle prédominait dans le tiers des cas.

Ces résultats, confirmés par les recherches de Thurnam Brigham, etc., me paraissent devoir être considérés comme exacts.

On a dit aussi que les femmes étaient plus exposées que les hommes à subir l'influence de l'hérédité morbide, et les faits paraissent légitimer cette manière de voir.

Voici les résultats de quatre statistiques, qui toutes tendent à démontrer qu'en effet les femmes sont relativement frappées par l'hérédité névropathique plus fréquemment que les hommes :

	HOMMES pour 100.	FEMMES pour 100.
Hood	8,58	10,62
Guislain	4,75	7,17
Thurnam	32,82	35,48
Établ. de Chrichton	48,56	51,05

On a voulu pousser l'analyse plus loin encore : ainsi Baillarger a voulu établir que la folie du père est un peu plus dangereuse pour les garçons que celle de la mère, tandis que celle de la mère est deux fois plus dangereuse pour les filles.

D'autre part, Cullen avait fait l'observation que parmi les enfants d'une même famille, ceux qui ressemblaient le plus à leurs parents étaient les plus exposés aux maladies héréditaires, et Burrows pense qu'un enfant hérite davantage des maladies mentales de celui de ses parents auquel il ressemble. Ces faits, pour le dire en passant, seraient, s'ils étaient bien établis, opposés à l'opinion de Moreau, qui pense que si un enfant doit à l'un de ses parents les traits de la ressemblance, il tient de l'autre son organisation cérébrale, si bien qu'un enfant ressemblerait intellectuellement et moralement à celui de ses parents auquel il ne ressemble pas physiquement. Mais ce sont là de pures vues de l'esprit. Les idées de Burrows ne sont rien moins que démontrées, non plus que celles de Moreau, et jusqu'à plus ample informé, nous ne pouvons les considérer que comme des hypothèses sans fondement.

II

SIGNES DES TRANSMISSIONS HÉRÉDITAIRES : 1° DE L'ORDRE PHYSIQUE; 2° DE L'ORDRE INTELLECTUEL.

Après avoir étudié les sources des transmissions héréditaires et recherché quelles étaient les conditions de santé dont l'existence chez les ascendants pouvait faire craindre le développement d'états divers de dégénérescences chez les descendants, après avoir déterminé le rôle de l'hérédité et fixé ses limites, il nous reste à constater ses conséquences. Maintenant que nous connaissons les ascendants qui créent l'hérédité névropathique, il nous faut apprendre à connaître les descendants qui la subissent.

M. Moreau (de Tours), et surtout Morel, sont les auteurs qui ont le plus et le mieux étudié les caractères des aliénations transmises. Ce dernier a introduit dans la science une classification nouvelle des maladies mentales. Au lieu de se baser uniquement sur les caractères symptomatiques actuels des troubles psychiques, il a pris pour fondement de sa classification, l'étiologie; au lieu de décrire des manies, des monomanies, etc., il a décrit des folies héréditaires, alcooliques, épileptiques, etc. Il rapproche ainsi les uns des autres des faits pathologiques qui, étant les résultats d'une cause identique présentent entre eux une sorte de parenté, puisqu'ils ont une origine commune.

Cette classification de Morel n'est évidemment pas parfaite. Pour qu'une classification fût parfaite, il faudrait qu'elle tînt compte de l'ensemble des caractères des objets à classer et de leur valeur hiérarchique, tandis que la classification étiologique de Morel est fondée exclusivement sur l'étude des causes. Mais quelque imparfaite qu'elle soit, elle constitue néanmoins un progrès réel. L'étiologie, en effet, est la source principale du pronostic et du traitement, de sorte qu'en réunissant des affections qui ont une même cause, on forme des groupes nosologiques dont les diverses individualités ont un même pronostic et réclament un même traitement. Il est inutile de vous faire remarquer les avantages pratiques qui en découlent. Aussi, dans le langage ordinaire des médecins aliénistes, vous entendrez parler à chaque instant de folie alcoolique, hystérique, épileptique, etc.

La classe des folies héréditaires, une des plus importantes dans la classification de Morel, a eu le privilége de susciter les critiques les plus vives. On a dit que les cas qui la constituaient étaient artificiellement rapprochés; que leurs caractères communs étaient sans importance et que leurs dissemblances étaient bien plus marquées que leurs analogies. On a conclu, enfin, qu'il n'y avait pas lieu de distinguer nosologiquement la folie transmise de la folie acquise, et que pratiquement cette distinction était impossible.

Avant d'entrer dans la discussion de ces questions difficiles, il me paraît indispensable de définir nettement ce que l'on doit entendre par folie héréditaire.

Tous les états névropathiques étant transmissibles par l'hérédité, il en résulte que si l'on rangeait dans la classe des folies héréditaires, tous les malades qui doivent leur affection à leurs ascendants, on formerait le groupe le plus hétérogène et le plus disparate qui se puisse imaginer. Mais ce n'est pas ainsi qu'il faut comprendre la folie héréditaire.

Il existe des troubles névropathiques bien définis, bien caractérisés, ayant des symptômes, une marche, un pronostic spéciaux, et formant des espèces bien distinctes. L'hystérie, l'épilepsie sont de ce nombre. Lorsque ces maladies sont transmises par l'hérédité, elles n'en restent pas moins elles-mêmes: ce sont des hystéries, des épilepsies héréditaires, ce ne sont pas des folies héréditaires dans le sens qu'il convient en nosologie de donner à cette expression.

Il en est de même de la paralysie générale des aliénés, en un mot, de toutes les espèces naturelles; elles peuvent être le résultat de transmissions héréditaires ou être acquises accidentellement par un individu dont les ascendants sont parfaitement sains, mais dans les deux cas, elles présentent un ensemble de caractères communs qui ne permettent pas de les séparer dans une classification.

On doit entendre par *folie héréditaire* une série de troubles psychiques appartenant uniquement aux aliénés héréditaires. C'est une espèce spéciale qui ne peut être accidentellement acquise. Sa génération est absolument liée à la transmission héréditaire. Elle ne peut exister en dehors de l'hérédité.

De même que l'alcoolisme détermine, comme l'épilepsie, des formes spéciales de délire, dont la nature est intimement liée à la cause productrice, de même l'état névropathique des ascendants peut créer chez les descendants une forme spéciale de troubles psychiques qui mérite le nom de folie héréditaire, comme les précédentes méritent les noms de folie épileptique ou de folie alcoolique.

La folie héréditaire doit donc être caractérisée non-seulement par ses causes, mais encore par une symptomatologie et une évolution qui n'appartiennent qu'à elles ; sans cela, il serait tout à fait inutile de l'isoler dans un groupe nosologique spécial et d'en faire une espèce à part.

Or, j'espère vous démontrer que cette évolution, ces symptômes spéciaux existent réellement, et que, dès lors, la création du groupe des folies héréditaires est tout aussi légitime que celle des folies alcoolique et épileptique.

Esquirol, parlant de la manie transmise par l'hérédité, s'exprime en ces termes : « Cette funeste transmission se peint sur la physionomie, sur les formes extérieures, dans les idées, les passions, les habitudes, les penchants des personnes qui doivent en être les victimes; elle se fait remarquer même dès l'enfance; elle peut expliquer une multitude de bizarreries, d'irrégularités, d'anomalies. Averti par quelques-uns de ces signes, il m'est arrivé d'annoncer un accès de folie plusieurs années avant qu'il n'éclatât. » Esquirol avait donc pressenti que la folie héréditaire avait des signes spéciaux : il avait même poussé très-loin l'observation, puisqu'il avait constaté l'existence de signes prodromiques à l'aide desquels il avait pu prédire la folie plusieurs années avant son explosion. Malheureusement, il ne nous a pas laissé d'exposé détaillé de ces signes, et c'est à la science moderne que revient tout l'honneur de les avoir décrits et d'en avoir déterminé l'importance.

Quels sont les signes spécifiques des transmissions héréditaires?

La folie héréditaire présente dans ses manifestations symptomatiques une excessive variété. Il en est ainsi, du reste, dans les autres formes étiologiques de la folie, et cette diversité des effets n'exclut nullement l'unité nosologique de la maladie. Est-ce que l'appareil symptomatique qui caractérise l'ivresse alcoolique aiguë ressemble beaucoup au *delirium tremens* ou à la démence, qui caractérisent des formes plus avancées de l'alcoolisme chronique? Évidemment non, et cependant tout le monde s'accorde aujourd'hui pour décrire tous ces états, si différents en apparence, sous le nom générique de folie alcoolique.

Il en est de même pour la folie héréditaire. Les formes les plus bénignes sont caractérisées par cet état de dérangement cérébral à peine appréciable, qui est compatible avec l'accomplissement des devoirs ordinaires de la vie et que l'on désigne sous le nom d'originalité ou d'excentricité. Les formes les plus graves sont représentées par les agénésies ou les débilités intellectuelles, c'est-à-dire par l'idiotie et l'imbécillité. Entre ces deux extrêmes, se trouvent une foule d'états intermédiaires plus graves que les premiers, moins graves que les seconds, et les reliant par une chaîne non interrompue, dont chaque anneau est constitué par une forme spéciale de troubles psychiques.

Tous les descendants de parents névropathes, aliénés, alcooliques, etc., ne deviennent pas fous. Quelques-uns possèdent toute leur vie une intelligence vive et brillante et ne présentent jamais aucun trouble des facultés morales et affectives. D'autres parviennent à un âge avancé sans avoir présenté d'autres troubles psychiques qu'une grande prédisposition native au délire. Ce sont des candidats perpétuels à l'aliénation. Dans l'état ordinaire, leur intelligence et leur volonté paraissent fonctionner régulièrement, mais la moindre cause les fait délirer. Leur activité cérébrale est très-susceptible de dérangement.

A côté de ces cas, il en est d'autres où la transmission héréditaire s'annonce dès l'origine des manifestations psychiques et leur imprime un cachet indélébile qui n'est pas encore celui de la folie proprement dite. Beaucoup d'héréditaires, en effet, ne sont pas de véritables aliénés dans le sens scientifique du mot, et cependant leur dynamisme mental se trouve dans des conditions anormales. Placés sur les limites de l'état physiologique et de l'état pathologique, successivement fous et raisonnables pendant un certain temps, ou plutôt partiellement fous et partiellement raisonnables, ces prédisposés, ces fous incomplets (si vous voulez me permettre cette expression qui rend bien ma pensée), forment un groupe nombreux, et dont l'étude clinique et médico-légale est extrêmement importante.

Enfin, l'hérédité crée des formes plus graves de dégénérescences caractérisées, les unes par les symptômes nettement accusés de l'aliénation mentale, les autres par les agénésies intellectuelles. Et je ne puis à ce propos m'empêcher de vous faire observer la frappante analogie de l'évolution des maladies mentales dans l'espèce et dans l'individu.

Ce n'est pas, en effet, par des symptômes à grand éclat, que naît le plus souvent la folie chez l'individu. Le drame débute silencieusement; les premiers actes s'accomplissent dans l'ombre, et il faut un œil exercé pour prévoir la gravité du dénoûment.

Voyez ce qui se passe, par exemple, dans la paralysie générale. Son début est marqué par des irrégularités de caractère à peine appréciables. Le malade diffère un peu de lui-même. Il était affectueux, doux, économe, moral, il devient indifférent, irritable, dépensier et moins scrupuleux sur la nature de ses actes. Ses parents, ses amis, tous ceux qui l'approchent de près sentent bien qu'il se passe quelque chose d'extraordinaire dans son esprit, mais quelle en est la signification? Arrêtez en ce moment, par la pensée, la maladie dans son évolution, et dites, si vous pouvez, si cet individu est fou? Il n'est pas sain, incontestablement, et cependant l'on ne peut pas dire qu'il soit fou. Il est dans cet état intermédiaire dont je vous parlais tout à l'heure. Il est encore dans la raison, mais il côtoie la folie, ou si vous voulez, il est déjà dans la folie, mais sur les limites de la raison.

Mais à quoi reconnaître cette limite ? Où cesse la raison, c'est-à-dire la santé morale ? Où commence la folie, c'est-à-dire la maladie mentale ?

Il est certain qu'entre l'état d'intégrité bien manifeste de l'intelligence et l'état de folie bien confirmée il existe une série d'états mixtes qui conduisent par une pente insensible de la santé à la maladie. Ces états mixtes qui sont caractérisés par les bizarreries du caractère bien plus que par le délire des paroles ou l'extravagance des actes s'observent au début de presque tous les cas de folie chez l'individu ; ils ne sont là qu'une des périodes de la maladie ; leur existence est transitoire ; le mal va progresser, et ces troubles légers vont être remplacés par des troubles plus graves. Suivons notre paralysé général : les désordres de l'esprit s'accentuent, son délire à la fois orgueilleux et niais, aussi bien que ses propos incohérents ne laissent plus aucun doute sur son état. C'est un fou.

Laissons écouler quelques mois et revoyons ce même malade. A ce moment, tous les ressorts de son intelligence sont brisés ; ses facultés sont anéanties ; l'aliéné est tombé dans cet état de déchéance physique et intellectuelle qu'on appelle la démence.

Notre malade a donc passé par trois phases successives : la première à caractères inconstants et peu appréciables ; la deuxième caractérisée par l'excitation, la perversion des facultés intellectuelles, morales et affectives ; la troisième, caractérisée par la perte et l'anéantissement de ces mêmes facultés.

Eh bien, les choses se passent de la même façon dans l'évolution de la folie dans l'espèce, et ces trois phases se trouvent représentées dans la folie héréditaire.

L'état de démence qui termine la folie de l'individu est aussi la dernière forme de l'aliénation dans l'espèce, où elle est représentée par les débilités natives de l'intelligence : l'imbécillité, l'idiotie, le crétinisme.

L'état de folie est représenté par les cas de folie héréditaire où les symptômes sont nettement accusés.

Enfin, l'état intermédiaire est représenté par une foule d'êtres étranges, bizarres, dont l'activité intellectuelle est modifiée et jetée en dehors des voies naturelles sans que pour cela la maladie s'annonce par des signes bien apparents. Ils présentent à un faible degré toutes les manifestations symptomatiques qui, à un degré plus élevé, constituent la folie héréditaire. Fantasques, excentriques, insaisissables, ils ont toute leur vie des anomalies affectives ne différant de celles qui caractérisent la folie que par leur moindre degré, leur nuance plus claire. Foncez un peu la teinte, et vous aurez la folie. Querelleurs, emportés, violents, oisifs, instinctivement entraînés vers le mal, cruels, orgueilleux, ils ont, dès leur plus tendre enfance, des habitudes toutes spontanées de mensonge et de maraudage, et s'ils travaillent, ce n'est que par boutades, par soubresauts éphémères. Toujours indisciplinés, ils font la désolation de leurs parents et le tourment de leurs professeurs. Rien ne peut adoucir leurs mauvais instincts, rien ne peut amender ces natures que la fatalité pathologique fait invariablement dévier.

Quelquefois, ils présentent des facultés intellectuelles très-développées; leur mémoire extraordinaire retient tout; ils apprennent avec une étonnnante facilité et sont les premiers de leur classe. Ce sont de petits prodiges. Puis, quand ils arrivent à l'époque de la puberté, leurs brillantes qualités disparaissent tout à coup; leur développement psychique s'arrête; ils n'apprennent plus rien; leur croissance intellectuelle est terminée. La vie aventureuse des marins ou des soldats leur paraît souvent séduisante. Alors ils s'engagent dans la marine ou dans l'armée. Quelquefois ils sont domptés par la sévère discipline à laquelle ils sont soumis, mais plus souvent encore ils s'insurgent à chaque instant contre cette discipline et sont sans cesse accablés de punitions, jusqu'à ce qu'ils soient enfin livrés aux conseils de guerre !

Arrivés à l'âge adulte, ce sont des êtres éminemment dangereux qui portent surtout avec eux la désunion, la misère et le déshonneur, et comme on ne les considère pas comme des fous, il arrive malheureusement trop souvent qu'ils s'introduisent dans les familles et y jettent le trouble et la ruine. Ce sont surtout ces êtres intermédiaires dont l'origine se rattache à l'hérédité que M. Trélat a étudiés dans son livre sur *la folie lucide.*

Pour décrire avec ordre tant d'états si différents par leur gravité et leurs manifestations symptomatiques, il est indispensable de les classer en un certain nombre de catégories.

Morel a divisé en quatre groupes l'espèce des folies héréditaires : le premier groupe est caractérisé par l'exagération du tempérament nerveux. On y trouve tous ces malades chez lesquels l'état morbide se manifeste par les originalités et les bizarreries du caractère, par la perversion des sentiments coexistant avec un développement normal de l'intelligence. Dans le deuxième groupe, se placent les cas de folie morale. Le troisième comprend les maniaques instinctifs chez lesquels l'intelligence est peu développée. Enfin, le quatrième est formé par les débilités et les agénésies intellectuelles congéniales.

Cette classification est basée sur une étude très-approfondie de la folie héréditaire, et je crois qu'il serait bon de la conserver si on voulait faire une description complète de tous les types cliniques de la folie héréditaire. Mais telle n'est pas mon intention. Je me propose de vous faire connaître simplement la séméiologie générale des transmissions héréditaires.

La folie héréditaire, en effet, s'annonce par un petit nombre de symptômes fondamentaux dont on trouve les traces dans tous les cas, même les plus légers. Ces symptômes une fois bien connus, il devient facile de les rechercher, et conséquemment d'arriver à poser un diagnostic précis.

La séméiologie générale des transmissions héréditaires comprend de nombreux phénomènes, que l'on peut scinder pour la facilité de l'exposition, en trois catégories :

La première renferme les caractères de l'ordre physique ;

La deuxième, ceux de l'ordre intellectuel proprement dit ;

La troisième, celle de l'ordre moral et de l'ordre affectif.

I. *Caractères de l'ordre physique.* — Les transmissions des maladies nerveuses, dit Morel, ont souvent un retentissement apparent sur les caractères physiques de l'individu. C'est là une proposition dont l'observation confirme tous les jours l'exactitude. Chez les héréditaires, la dégénérescence ne se montre pas seulement par les signes de l'aliénation mentale : elle se manifeste par des malformations d'organes, comme elle se manifeste par des malformations intellectuelles, et la réunion de ces deux ordres de phénomènes est si constante que l'étude des caractères physiques des héréditaires est presque aussi importante au point de vue du diagnostic, que celle des troubles de l'intelligence ou de la volonté. Morel a trouvé une expression fort heureuse pour caractériser la valeur de ces signes physiques : il les appelle les stigmates de l'hérédité. Je vous demande la permission d'entrer à leur sujet dans quelques développements, que légitiment suffisamment, je pense, leur importance même et aussi l'oubli volontaire dans lequel les laissent encore aujourd'hui quelques psychologues.

On dit que les individus qui naissent dans de fâcheuses conditions héréditaires sont fréquemment d'un tempérament lymphatique exagéré, qu'ils sont prédisposés aux diverses manifestations de la diathèse scrofuleuse et que pendant leur jeunesse ils sont souvent frappés de rachitisme. J'ai cherché dans mes souvenirs et dans mes notes la confirmation de cette idée, et j'avoue que je n'ai rien trouvé de bien démonstratif à cet égard. Certainement les héréditaires peuvent être scrofuleux et le rachitis ne les épargne pas ; mais les scrofules et le rachitis ne sont pas beaucoup plus fréquents chez eux que chez les personnes qui ne sont pas victimes de l'hérédité névropathique.

Le crâne des héréditaires présente très-fréquemment des malformations. Ces malformations, dont l'étude complète serait extrêmement intéressante, ont été jusqu'à présent assez mal déterminées. On s'est contenté d'en signaler l'existence sans les classer méthodiquement et sans rechercher les rapports qui pouvaient exister entre l'état de l'encéphale et celui de sa boîte osseuse. Il serait pourtant fort intéressant de savoir si, chez les héréditaires, les malformations du crâne ne sont pas le résultat de malformations cérébrales. Il semble que la violente réaction dont la doctrine de Gall a été l'origine, ait écarté les travailleurs de cette voie, car personne, que je sache, n'a dirigé dans ce sens une série sérieuse de recherches.

Quoi qu'il en soit, le crâne peut être altéré dans son volume ou dans ses formes.

Quelquefois, une ossification trop précoce des os du crâne a mis un arrêt à son développement, et le sujet reste microcéphale; quelquefois, au contraire, un certain degré d'hydrocéphalie est la cause, par un mécanisme facile à comprendre, d'une exagération du volume du crâne.

Le macrocéphalie et la microcéphalie coïncident le plus souvent avec les formes graves des dégénérescences. On les observe uniquement chez les imbéciles ou les idiots.

Les déformations du crâne qui nous restent à étudier peuvent, au contraire, s'observer dans les formes moins graves des transmissions héréditaires : il ne faut jamais oublier de les rechercher avec un soin minutieux, lorsqu'on soupçonne chez un malade l'existence de la folie héréditaire. Ces déformations du crâne sont extrêmement variées. On a signalé la présence de saillies volumineuses, de bosses, de crêtes osseuses sur différents points de la tête. On a encore noté les proéminences exagérées des régions pariétale, frontale ou occipitale.

Les types de malformations que l'on observe le plus fréquemment sont au nombre de trois : le premier, c'est le type asymétrique dans lequel les deux moitiés latérales du crâne ne sont pas semblables, soit qu'elles aient un volume différent, soit que leurs courbures ne se correspondent pas. Le deuxième est caractérisé par l'allongement insolite de l'ovale antéro-postérieur du crâne. Dans ce cas, les diamètres antéro-postérieurs sont augmentés relativement aux diamètres transversaux qui sont amoindris. On observe alors une dépression frontale, qui rend le front fuyant, et l'ensemble de la tête allongée d'avant en arrière, se rapproche par sa forme de celle des singes ou des mammifères plus inférieurs. Le troisième type a été décrit avec soin par M. Campagne. Cet auteur a eu l'occasion d'étudier les formes et les dimensions du crâne chez treize héréditaires atteints de troubles psychiques spéciaux (*manie raisonnante*). Chez douze de ses malades, la tête présentait une difformité identique. Elle était plus petite que chez les personnes saines d'esprit et que chez les aliénés non héréditaires ; de plus, elle présentait une déformation particulière, consistant en un aplatissement de la région postérieure de la tête. En d'autres termes, sur treize observations, M. Campagne a trouvé douze fois le crâne amoindri au détriment de la région occipitale.

Cette constante uniformité de la déformation crânienne dans une série de cas où les symptômes morbides présentaient une incontestable similitude, est un fait extrêmement remarquable et qui porte involontairement à se demander s'il n'existait pas un rapport entre la nature de la déformation crânienne et la nature des troubles psychiques.

Il est inutile de vous rappeler que toutes les malformations crâniennes ne sont pas congénitales. Il en est qui sont acquises après la naissance, et qui sont par conséquent tout à fait indépendantes des transmissions héréditaires. Vous savez que, dans certains pays, on conserve encore le stupide usage de déformer la tête des enfants en l'enfermant aussitôt après la naissance dans des coiffures serrées, qui en gênent et en dirigent le développement. Comme les sutures ne sont pas encore ossifiées, comme les os sont encore extrêmement malléables, on arrive facilement avec un peu de persévérance à donner au crâne les formes les plus bizarres. Il suffit de connaître ces faits pour ne pas les interpréter faussement lorsqu'ils se présentent à l'observation.

La face des héréditaires présente des anomalies aussi fréquentes et peut-être aussi importantes que celles du crâne. Quelquefois, il y a absence d'harmonie du visage ; les différents segments n'ayant pas entre eux les proportions normales. Ainsi, le front peut être extrêmement exigu relativement à la face, ou inversement, sur un front trop développé on remarque une face trop petite.

Plus souvent encore, la face est asymétrique ; une de ses moitiés latérales est plus petite ou plus élevée que l'autre, ce qui donne à la physionomie un aspect dysharmonique choquant. L'asymétrie faciale est extrêmement fréquente chez les héréditaires. C'est un des stigmates de l'hérédité les plus ordinaires et les plus saillants. Mais il faut tenir compte de la possibilité d'erreurs et ne pas considérer comme héréditaires tous les gens dont la face est asymétrique.

Beaucoup de conditions peuvent, en effet, donner naissance à l'asymétrie faciale. Je ne vous parlerai pas des maladies qui peuvent produire une tuméfaction temporaire unilatérale de la face. Il faudrait être aveugle pour les confondre avec des cas d'asymétrie congénitale. Mais il existe d'autres lésions qui pourraient être des causes d'erreurs si l'on n'était parfaitement prévenu.

Ainsi, l'absence des dents molaires d'un côté, avec conservation de celles du côté opposé produit une asymétrie des joues dont il est, il est vrai, très-facile de découvrir l'origine.

Il en est de même de l'atrophie musculaire progressive et de l'atrophie paralytique.

On connaît une maladie qui a pour effet de produire une atrophie partielle unilatérale de la face. Étudiée d'abord en Allemagne par Romberg, sous le nom de trophonévrose faciale, elle a fait, en 1869, le sujet de la dissertation inaugurale de M. Lande, qui, guidé par des considérations doctrinales que je crois erronées, lui a donné le nom d'aplasie lamineuse. M. Lande, en effet, ne voit dans cette affection qu'une atrophie primitive idiopathique du tissu lamineux.

M. Frémy s'est efforcé de rendre à la trophonévrose faciale sa véritable signification. Je crois, avec lui, qu'elle est le résultat d'une névrose trophique du trijumeau. Mais ce qui nous intéresse actuellement, ce n'est pas de savoir quelle est la nature de la trophonévrose faciale, mais bien de savoir la distinguer de l'asymétrie congénitale de la face. Ce diagnostic sera facile, si l'on se rappelle que la trophonévrose apparaît après la naissance; que l'atrophie qu'elle produit est limitée par une ligne à contours fort irréguliers; que dans les parties atrophiées, la peau est amincie, décolorée, etc.; enfin, que la trophonévrose débute par un point localisé et suit une marche envahissante.

Vous voyez qu'il suffit d'un peu d'attention pour ne pas confondre deux états si différents à tant de points de vue. J'ajouterai que la trophonévrose faciale est une affection assez rare, et que, dès lors, on n'est pas souvent exposé à commettre l'erreur contre laquelle je cherche à vous mettre en garde.

Il en est de même de ces cas rares d'atrophie unilatérale de la face, consécutifs à des lésions osseuses. Ainsi M. Panas a cité, à la Société de chirurgie, un cas d'atrophie de toute une moitié de la face chez un individu de vingt-cinq ans, qui avait eu, à l'âge de dix ans, une fracture du maxillaire inférieur.

Si un cas pareil se présentait à vous, vous pourriez toujours le reconnaître en vous renseignant sur l'époque où s'est montrée l'atrophie; du moment qu'elle n'est pas congénitale, elle est indépendante de la transmission héréditaire.

L'examen de la face permet encore de reconnaître quelques signes physiques dont on peut rattacher l'origine à la dégénérescence héréditaire.

Ainsi, on observe assez souvent, chez les descendants de parents névropathiques, des tics grimaciers, des contractures choréiformes partielles d'un des muscles ou d'un des groupes musculaires de la face ou des paupières. Il n'est pas rare non plus de constater chez eux le strabisme ou le nystagmus.

La bouche présente des déformations peu importantes. Elle est ordinairement grande; les lèvres sont souvent épaisses, surtout l'inférieure. Le bec-de-lièvre congénital est rarement signalé.

Les dents présentent de nombreuses irrégularités de développement. La première dentition est souvent retardée; l'apparition très-reculée de la seconde a été fréquemment observée. Baillarger a même noté l'absence complète de la seconde dentition chez certains idiots. C'est surtout dans les formes graves des dégénérescences que l'on observe les malformations des dents. Elles sont alors irrégulières, serrées les unes contre les autres, les canines insérées sur un plan différent des autres; les incisives, quelquefois dirigées directement en avant. La surface antérieure des dents médianes a été trouvée couverte de rugosités ou criblée de trous. Enfin, on a noté souvent la décadence rapide et précoce de toute la dentition.

C'est aussi dans les formes graves que l'on observe les malformations de la luette et de la langue. La luette a été trouvée considérablement hypertrophiée, allongée et couverte d'une muqueuse épaissie renfermant des glandes volumineuses. Quelquefois elle était bifide. La langue présente souvent une hypertrophie notable, et chose curieuse, l'hypertrophie paraît porter surtout sur les papilles fongiformes. La muqueuse linguale, épaisse, rugueuse, est sillonnée de dépressions profondes, irrégulières, limitant des saillies plus ou moins élevées, et dont la disposition rappelle vaguement celle des circonvolutions cérébrales.

Ces altérations anatomiques entrent pour une part dans la production des troubles de la mastication, de la déglutition et de la salivation si fréquents chez les idiots. Ils contribuent aussi, dans quelques cas, à gêner ou à empêcher complétement l'articulation des mots, mais il ne faut pas s'exagérer leur importance. Le plus souvent les troubles de la parole tiennent à des lésions centrales et les malformations de la langue n'ont qu'un rôle secondaire dans leur production.

La voûte palatine présente très-souvent même, dans les formes peu avancées des dégénérescences héréditaires, des déformations importantes. Tantôt, elle est asymétrique, un de ses côtés étant à peu près plane, tandis que l'autre représente la moitié d'une ogive plus ou moins arquée ; tantôt, un sillon profond masque sa suture médiane antéro-postérieure. Dans quelques cas même les os ne sont pas réunis au niveau de cette suture. Très-souvent la voûte palatine forme une ogive plus arquée qu'à l'état normal. On peut aussi observer une disposition absolument inverse dans laquelle le palais représente une surface à peu près plane, comme cela se voit chez beaucoup d'animaux, particulièrement chez les carnassiers.

D'une manière générale, on peut dire que, chez les héréditaires, le palais est plus étroit que chez les individus sains.

Quelques auteurs ont voulu trouver une relation entre la forme du palais et celle du crâne. Selon eux l'étroitesse du palais indique l'étroitesse de la base du crâne, et, inversement sa largeur insolite indique une largeur anormale de la base du crâne; mais ces déductions ne me paraissent pas bien certaines. Pour les juger, il serait indispensable de faire l'examen comparatif d'un grand nombre de pièces osseuses dépouillées, et je crois que les auteurs qui les ont émises ont fait plutôt des théories que des observations.

Les organes des sens subissent aussi leur part de malformations. Je vous ai déjà parlé du strabisme et du nystagmus;

Le goût présente des modifications variables : quelquefois il est altéré; d'autres fois, et c'est là le cas le plus fréquent, il est perdu ou tellement émoussé que les malades n'éprouvent de sensations gustatives que lorsqu'ils prennent des substances fortement irritantes; c'est ce qui explique l'avidité avec laquelle certains idiots recherchent les boissons fortes, et le plaisir que beaucoup d'entre eux éprouvent à manger du tabac.

La surdi-mutité n'est pas très-rare chez les héréditaires.

Le pavillon de l'oreille est un des organes qui portent le plus souvent la trace de l'hérédité. Il présente des déformations variables. Dans certains cas, les deux pavillons de l'oreille sont asymétriques. Dans d'autres, ils sont vicieusement implantés.

Plus souvent le pavillon est incomplet, en ce sens qu'il manque de quelques-unes de ses parties constitutives. Ainsi le lobule manque ou il n'est pas isolé des parties voisines. Enfin la déformation la plus ordinaire, c'est l'absence des saillies et des dépressions normales du pavillon. L'oreille est alors dite déplissée et se présente sous forme d'une lame unie, comme repassée, amincie sur ses bords, et généralement plus grande que de coutume.

Le système nerveux, atteint dans ses parties centrales, est aussi frappé dans ses parties périphériques.

L'innervation motrice est quelquefois troublée, et alors on observe les balancements automatiques, la lourdeur et l'incertitude de la marche ou un certain degré d'ataxie des mouvements, symptômes qui indiquent une dégénérescence très-avancée.

Les pieds-bots congénitaux sont fréquemment constatés dans les familles où sévit l'hérédité névropathique. Je vous signale ce fait à propos des phénomènes appartenant à l'innervation motrice, car vous savez que ces pieds-bots congénitaux paraissent être le résultat d'une myélite atrophique siégeant dans les cellules des cornes antérieures de la moelle épinière.

Les troubles de l'innervation sensitive sont beaucoup plus fréquents que ceux de l'innervation motrice. Ils existent sous des formes variées chez presque tous les héréditaires. Dans l'immense majorité des observations, on trouve signalée l'existence des migraines, des névralgies, des gastralgies, ou encore de cet état de malaise général, sorte de névralgie diffuse qui fait horriblement souffrir le malade et explique quelquefois leurs préoccupations hypochondriaques.

Il n'est pas rare aussi d'observer des phénomènes d'hyperesthésie ou d'anesthésie temporaires ou périodiques.

Enfin, j'arrive à l'étude des malformations et des troubles fonctionnels que présentent les organes génitaux des héréditaires. Chez les idiots, chez les êtres tout à fait dégénérés, les organes génitaux sont souvent à l'état rudimentaire : ils sont congénialement atrophiés et leur malformation physique explique leur absence de fonctionnement.

Dans les dégénérescences moins graves, les organes génitaux présentent un développement normal. Mais il est rare que les fonctions génitales s'accomplissent régulièrement. Tantôt on observe une excitation instinctive du sentiment génésique, qui pousse les malades à la masturbation ou aux excès de coït; tantôt, au contraire, les désirs génésiques font absolument défaut, et c'est une chose curieuse que de voir des jeunes gens vigoureux ou des adultes, en apparence bien constitués, privés complétement de l'instinct de la reproduction. Ces malheureux sont morts pour l'espèce : ils sont incapables de se reproduire.

D'autres fois, les héréditaires peuvent remplir normalement leurs fonctions génitales, leurs organes sont bien conformés, leur activité est régulière; mais ils sont stériles ou bien ils donnent le jour à de nombreux enfants qui meurent en bas âge, presque toujours à la suite d'accès de convulsions de la première enfance.

Il en résulte que l'avenir des familles des héréditaires est gravement compromis. A moins de circonstances spéciales amenant leur régénération, le mal va toujours s'accentuant davantage ; il multiplie ses effets et, finalement, la famille s'éteint par le fait de la stérilité des parents ou de l'absence de viabilité des enfants !

Voici le tableau généalogique, d'après M. G. Doutrebente, d'une famille entachée d'hérédité morbide accumulée à facteurs convergents. Ce sont là, vous le savez déjà, les conditions les plus favorables à la formation des dégénérescences graves.

X..., 21 ans. — *Hérédité et consanguinité. — Délire des actes. Perte des sentiments affectifs.*

1re génération.	2e génération.	3e génération.	4e génération.
Grands-parents entachés d'hérédité morbide.	*A.* Père épileptique à crises fréquentes, suivies de coma avec perte momentanée de la mémoire.	1. Enfant mort de convulsions.	Néant.
		2. Le jeune X..., aliéné, sujet de l'observation.	?
		3. Enfant mort de convulsions.	Néant.
		4. Enfant mort d'hémorrhagie cérébrale.	Id.
	B. Mère strabique et sourde. Oncle bizarre, instinctif, strabique, regardé comme aliéné.	5. Un garçon épileptique.	Id.
		6. Un enfant mort d'apoplexie.	Id.
		7. Un enfant mort de convulsions.	Id.
		8. Jeune fille choréïque, strabique.	?
		9. Enfant mort d'hémorrhagie cérébrale.	Néant.
	C. Cousin kleptomane, mort très-jeune.	10. Garçon hydrocéphale et strabique.	?
		11. Enfant mort de convulsions.	Néant.
		12. Enfant mort de convulsions.	Id.

Tous les survivants de cette famille sont atteints de strabisme et présentent tous aussi des oreilles difformes ou incomplètes.

D'après ce tableau, le père était un épileptique à crises rapprochées; la mère, strabique et sourde, avait des ascendants directs et des collatéraux aliénés. De cette union naquirent douze enfants, dont huit moururent en bas âge de convulsions ou d'autres affections nerveuses. Les quatre survivants présentaient les signes de dégénérescences avancées : un fils était aliéné, un autre épileptique, un autre hydrocéphale; enfin une fille était choréique. La famille était éteinte à la 4e génération.

Dans le tableau suivant, qui est plein d'enseignements de tous genres, et que j'emprunte encore à M. G. Doutrebante, car je ne possède pas personnellement de faits généalogiques aussi probants, on peut constater à première vue cette extinction rapide de tous les descendants d'une souche dégénérée.

M. F... — *Hypochondrie avec délire des persécutions.*

1re GÉNÉRATION.	2e GÉNÉRATION.	3e GÉNÉRATION.	4e GÉNÉRATION.
	1. Enfant mort subitement à seize ans.	Néant.	Néant.
	2. Enfant mort subitement à dix-huit ans.	Id.	Id.
	3. Enfant mort subitement à quinze ans.	Id.	Id.
	4. Fille aînée hypochondriaque, émotive, scrupuleuse en religion.	1. Enfant mort en bas âge.	Id.
		2. Id.	Id.
		3. Id.	Id.
		4. Id.	Id.
		5. Id.	Id.
Père (M. F...), très-intelligent, atteint d'hypochondrie avec délire des persécutions, mort dans un accès de folie furieuse.		6. Garçon, 7. Id., 8. Id. — mariés, très-intelligents, oreilles difformes. Ont eu des enfants morts en bas âge.	Id.
		9. Excentrique, extravagant.	Id.
		10. A eu trois accès de délire transitoire.	Id.
Mère nerveuse, émotive, en raison surtout des craintes que lui inspirait son mari.	5. Fille aliénée dans une maison de santé depuis l'âge de vingt ans.	Néant.	Id.
	6. Fille faible d'esprit.	Enfant imbécile atteint d'hermaphrodisme.	Id.
	7. Mme L....., délirante par persécution, s'est suicidée.	Garçon intelligent, mort d'apoplexie à vingt-quatre ans.	Id.
		Garçon imbécile, érotique, kleptomane.	Id.
		Garçon artiste, extravagant, mobile, bizarre.	Id.
	8. Garçon simple d'esprit.	Garçon névropathique, mort dans un accès de folie furieuse.	Id.
		Fille disparue.	Id.
	9. Garçon soupçonneux, hypochondriaque, n'a jamais voulu vivre avec sa femme.	Pas d'enfants.	Id.
	10. Garçon hypochondriaque.	Semi-imbécile.	Id.

La mort des enfants en bas âge à la suite de convulsions, de méningites ou d'autres affections aiguës du système nerveux central, la stérilité de ceux qui survivent, telles sont les causes principales de la destruction des familles atteintes par l'hérédité morbide.

Il est des cas, moins fréquents il est vrai que ceux dont je viens de vous parler, dans lesquels on voit les sujets affectés d'hérédité morbide arriver sans accidents à l'adolescence ou à l'âge adulte, mourir subitement en présentant des symptômes dont il est difficile de préciser la nature et de comprendre la pathogénie. Ce sont quelquefois des troubles graves, qui paraissent se rattacher à des lésions de l'encéphale : hémiplégie, convulsions, coma.

Vous en avez des exemples dans les trois premiers sujets de la 2e génération du tableau généalogique ci-contre, qui meurent tous trois subitement : le premier à seize ans, le deuxième à dix-huit ans, et le troisième à quinze ans !

Quelquefois la mort a lieu d'une façon peut-être plus inexplicable encore. Le malade est frappé d'une affection aiguë, sans gravité en apparence. Tout va bien pendant quelques jours, tout fait espérer une terminaison heureuse : puis, sans que l'on sache pourquoi, au moment même où la guérison paraissait assurée et la convalescence établie, il survient des troubles nerveux bizarres, obscurs, et le malade est emporté avec une grande rapidité.

Pour les héréditaires, il n'y a pas de maladie bénigne. Les affections les plus légères peuvent être l'occasion des troubles les plus graves. Leur vie et leur raison sont sans cesse menacées par les causes en apparence les plus futiles.

Pour eux, l'époque de la puberté est pleine de dangers. Chez les jeunes filles, la menstruation quelquefois précoce, plus souvent au contraire extrêmement tardive, s'établit difficilement et s'accompagne de troubles de toutes sortes. C'est fréquemment à cette époque que la folie fait explosion. Bien plus ! chaque période menstruelle s'accompagne d'une légère excitation physiologique sans danger pour les individus sains, mais qui, pour les héréditaires, constitue un véritable péril.

Le mariage lui-même, en changeant les conditions d'existence, en donnant aux appétits génésiques une excitation nouvelle, produit un ébranlement qui peut compromettre la santé morale ou la santé physique des héréditaires.

Je me suis assez longtemps étendu sur les signes physiques des transmissions héréditaires, parce qu'ils ont une grande valeur diagnostique. Les plus importantes sont les déformations du crâne et du visage, les malformations des oreilles et du palais et les anomalies ou les troubles fonctionnels des organes génitaux. Il est très-rare d'observer un fou héréditaire chez lequel on ne puisse constater un ou plusieurs de ces signes physiques.

II. — *Caractères de l'ordre intellectuel.* — L'état de l'intelligence chez les héréditaires est très-difficile à analyser; il est surtout très-difficile de trouver dans les manifestations intellectuelles de ces malades un fonds commun de désordres dont on retrouve les traces dans tous les cas.

D'une façon générale, on peut dire que toutes choses étant égales d'ailleurs, l'intelligence est moins frappée dans la folie héréditaire que dans la folie acquise. Souvent même les héréditaires jouissent de facultés intellectuelles très-développées: ils occupent quelquefois dans la société des positions élevées et remplissent avec une parfaite lucidité les devoirs de leur profession. Chez eux, l'influence morbide ne se manifeste que par des bizarreries de caractère, des excentricités qui seraient tout à fait inexplicables, si l'on ne tenait pas compte des conditions d'hérédité qui leur ont donné naissance, et si l'on ne les envisageait comme les manifestations les plus bénignes de la folie héréditaire.

Dans les formes les plus graves, la folie se dévoile encore bien plus par le délire des actes que par le délire des paroles, et c'est en s'appuyant sur ces cas que beaucoup d'auteurs admettent un délire des actes indépendant du délire de l'intelligence.

Nous verrons plus tard ce qu'il faut penser de cette doctrine. Pour le moment, je me contente de vous dire que toujours une analyse minutieuse démontre dans le dynamisme intellectuel des héréditaires une série d'anomalies qui pour être moins apparentes que les anomalies physiques, affectives ou morales, ne doivent pas moins être prises en sérieuse considération dans l'étude de leur folie.

Mais si l'intelligence présente toujours quelques troubles dans son fonctionnement, il n'en est pas moins vrai que dans beaucoup de cas les troubles intellectuels sont relativement moins profonds que les troubles moraux et affectifs.

On retrouve les traces de cette persistance partielle de l'intelligence jusque dans les formes les plus avancées des dégénérescences héréditaires. Il n'est pas rare, au milieu de l'anéantissement des facultés psychiques qui caractérisent l'idiotie héréditaire, de voir survivre une faculté intellectuelle. Ces êtres dégénérés possèdent pour la musique, le calcul, le dessin, la poésie, etc., une aptitude instinctive, native, qui paraît d'autant plus extraordinaire que le contraste la fait briller davantage.

On peut dire aussi d'une manière très-générale que l'intelligence est sans cesse menacée par les causes occasionnelles les plus futiles. Les héréditaires, en effet, délirent avec une étonnante facilité ; il en est dont la susceptibilité intellectuelle est si grande que chez eux le délire éclate pour la moindre émotion, pour la contrariété la plus légère. Les maladies intercurrentes les plus insignifiantes, un coryza, une fièvre éphémère, sont une occasion presque certaine de délire. J'en ai connu plusieurs qui ne pouvaient boire un seul verre de vin pur sans commencer à perdre la raison, sans présenter aussitôt le premier degré de l'ivresse !

Le plus souvent, ce délire, qui débute sous l'influence de la cause la plus insignifiante, est transitoire ; il disparaît aussi rapidement et aussi subitement qu'il s'est développé ; mais quelquefois il s'établit définitivement ; il ne disparaît plus. A partir de ce moment, l'individu, qui n'était que prédisposé, est devenu un fou, et peut-être un fou incurable.

Parmi les facultés intellectuelles, celle qui paraît surtout atteinte, c'est le jugement. Extrêmes en tout, exagérant tout sans motifs, amateurs de paradoxes, partisans de doctrines malsaines, adeptes de théories risquées et absurdes, les héréditaires passent à juste titre pour avoir l'*esprit faux* : leurs idées et leurs actes se ressentent incessamment de ce défaut complet de jugement.

Lorsqu'ils ont adopté une idée, rien ne peut leur en démontrer la fausseté. Ils s'attachent à leurs paradoxes ; ils les soutiennent avec une conviction inébranlable, et, pour les défendre, bâtissent tout un échafaudage d'absurdités. La fixité des idées délirantes amène leur systématisation.

L'intelligence des héréditaires est souvent fort active. Ils perçoivent rapidement ; ils ont une certaine imagination ; ils s'expriment avec facilité et même avec élégance. Joignez à cela les dispositions instinctives dont je parlais tout à l'heure pour la musique, la poésie, etc., et vous comprendrez comment ces individus sont presque toujours méconnus dans le monde. On les considère quelquefois comme des originaux, mais on ne les prend jamais pour ce qu'ils sont réellement.

Si cependant on va au fond des choses, si on ne s'arrête pas à ces dehors brillants, si l'on pousse assez loin l'analyse, on constate bien vite que leur activité turbulente et désordonnée est le fait d'une excitation maladive, on remarque qu'ils sont incapables de coordonner leurs connaissances et d'en grouper les éléments, et si l'on découvre quelques signes physiques ou quelque anomalie des sentiments et du libre arbitre, on peut conclure hardiment que ce sont des descendants d'aliénés.

Leur attention est flottante ; ils ne peuvent la fixer pendant un certain temps sur un sujet sérieux, et par conséquent il leur est impossible de s'astreindre à un travail régulier et soutenu. Aussi leurs connaissances sont-elles tout à fait superficielles, et leurs entreprises aussitôt abandonnées que commencées ne peuvent-elles jamais être conduites à bonne fin, ce qui ne les empêche pas de se poser en juges compétents dans toutes les discussions et de trancher avec une audacieuse assurance les questions les plus délicates.

Leurs lettres (ils aiment généralement beaucoup à écrire) sont tout à fait caractéristiques. Leur style est verbeux, diffus, formé de phrases sonores et retentissantes. A chaque instant ils se perdent dans des digressions et des développements désordonnés. Les phrases ou les mots sur lesquels ils veulent particulièrement attirer l'attention sont écrits en gros caractères ou soulignés plusieurs fois. Le plus souvent ces lettres contiennent le récit de leurs souffrances ou l'histoire de leur vie.

Quand ils sont enfermés dans les asiles, ces malades écrivent sans cesse aux autorités, aux grands personnages pour protester contre l'illégalité de leur séquestration. Ils dénoncent leur famille qui les a fait enfermer ; ils accusent le médecin qui les retient. Il présentent souvent leurs plaintes dans des termes excellents, et si l'on jugeait leur état mental uniquement par la lecture de leurs récriminations, on serait souvent disposé à penser qu'elles sont fondées.

Telles sont, dans le plus grand nombre des cas, les anomalies intellectuelles que présentent les héréditaires. Elles sont généralement moins importantes et moins nettement caractérisées que celles de la volonté ou des sentiments ; mais la clinique n'accepte pas de lois absolues, et celle-ci a des exceptions. Il est en effet des cas où les troubles intellectuels sont plus saillants que tous les autres et attirent tout d'abord, je dirais volontiers attirent seuls l'attention du médecin. Tels sont les cas de substitution d'un moi imaginaire au moi réel. Les malades se figurent alors qu'ils portent un nom qui n'est pas le leur et qu'ils ne sont pas du tout les individus que l'on croit.

Généralement, cette substitution est toute à leur avantage en ce sens que le moi que leur imagination en délire leur fait adopter est celui d'un personnage haut placé, d'un homme historique, d'un prince, etc. Il n'est même pas rare de les voir porter plus haut leurs prétentions et se figurer par exemple qu'il sont Dieu. J'ai eu l'occasion d'observer un de ces malades qui prétendait être Dieu. C'était un homme d'une soixantaine d'années, toujours grave et sérieux, paraissant plongé dans de profondes méditations ; il se promenait dans les cours de l'hospice, examinant avec soin l'état de la végétation. Lorsqu'on l'abordait en employant les formules les plus respectueuses, son visage s'épanouissait ; il promettait alors à son interlocuteur de lui faire ouvrir les portes du ciel. Souvent il lui demandait des nouvelles de ce qui se passait sur la terre : « Vous auriez peut-être besoin d'un peu de pluie pour vos moissons. Comptez sur moi, je vais m'occuper de vous satisfaire. » Cet homme, du reste, était extrêmement doux et bienveillant; il ne se fâchait que lorsqu'il entendait blasphémer, et ses colères n'étaient jamais bien sérieuses.

Dans d'autres cas, ce sont des idées hypochondriaques qui dominent, et l'on observe, dans la manifestation des idées délirantes, une étonnante fixité. Une malade de Morel se figurait tous les jours que le lendemain, on devait lui faire subir d'horribles supplices. Cela dura pendant plusieurs années. On avait beau lui faire observer combien ses idées étaient fausses, on avait beau lui faire remarquer que, depuis longtemps, ses craintes ne se réalisaient pas : « C'est pour demain, » répondait-elle toujours. A ce propos, je dois vous signaler une remarque qu'a faite Morel au sujet des persécutés héréditaires. Il a observé que ces malades racontent franchement, sans difficultés et sans cachoteries, tout ce qu'ils éprouvent et tout ce qu'ils redoutent. Il y a là une nuance qui les distingue des persécutés non héréditaires. Ceux-ci, en effet, n'aiment pas à raconter les mauvais procédés dont ils sont victimes. Si on les y pousse, ils répondent par des phrases vagues, obscures et évasives : « On m'en veut; on me persécute. — Mais qui vous persécute? Que vous fait-on? — Pourquoi me demandez-vous cela? Vous le savez bien! Vous devez bien le savoir!

A côté des troubles intellectuels à forme hypochondriaque, se place un état qui en est tout à fait l'opposé. C'est l'hypochondrie au rebours. Les hypochondriaques sont toujours malheureux. Au milieu des jouissances de la fortune, ils se trouvent misérables. Bien portants ou souffrants, ils se préoccupent sans cesse de leur santé. Les malades dont je parle, au contraire, sont toujours heureux. Ils voient tout en beau. Plongés dans la misère, ils se trouvent fort riches. Malades, ils ne voient pas la gravité de leur mal; ils ont le sentiment d'un état de santé parfaite, d'un bien-être général inaltérable. Le bonheur est toujours devant eux. Rien n'altère leur sérénité, rien ne trouble leur satisfaction. Leurs rêves d'avenir sont merveilleux et semblent se réaliser dans le présent ; toutes les facultés de leur âme sont épanouies; ils aiment tout le monde, voudraient pouvoir faire partager leur bonheur à tout le genre humain. Cette forme de troubles psychiques s'observe quelquefois dans la folie héréditaire, mais elle est bien plus fréquente au début de la paralysie générale. Il est inutile de vous dire que le diagnostic se fera facilement si l'on tient compte des symptômes concomitants et surtout de l'évolution de la maladie.

Un des groupes les plus curieux et les plus caractéristiques de la folie héréditaire avec prédominance des troubles de l'intelligence proprement dite est celui des inventeurs.

Ils jouissent généralement d'une activité intellectuelle assez grande, mais ils manquent absolument de jugement. Leurs travaux n'ont ni suite ni méthode. Leur but n'a jamais d'application utile et pratique. Les observations patientes et rigoureuses, les recherches méthodiques qui sont les sources du progrès scientifique leur sont inconnues ; leur esprit ne peut se soumettre à la marche logique qui conduit à la découverte de la vérité. Aussi, l'activité de leur esprit est toujours stérile ; ils ne fécondent rien de ce qu'ils étudient. Et comment pourrait-il en être autrement ? Se sentant à l'étroit dans le monde des réalités, ils se jettent à la poursuite de chimères insaisissables; les problèmes dont ils cherchent la solution sont presque toujours insolubles de leur nature. Ils trouvent la quadrature du cercle ; ils sont en possession du mouvement perpétuel ! Vous concevez que s'ils entrent dans la voie de l'expérimentation, ils ont bien vite ruiné leurs familles en essais infructueux, dont rien ne peut leur faire comprendre l'inutilité.

Beaucoup d'inventeurs préfèrent les études d'économie sociale aux recherches mécaniques ou industrielles. Ils préconisent alors les doctrines les plus insensées. Ils ne veulent rien moins que bouleverser la marche des sociétés ; ils inventent un *système* dont l'application doit donner à tout le monde la fortune et le bonheur. Enfin, aucune impossibilité ne les arrête, aucune conséquence n'épouvante leur imagination.

Il est peu de formes de troubles psychiques qui soient plus tenaces que celle-ci. Les inventeurs ne se modifient jamais. Quand on cherche à leur faire comprendre combien leurs idées sont erronées et leurs projets irréalisables, ils répondent invariablement que c'est le sort des hommes de génie d'être méconnus par leurs contemporains et qu'ils sont victimes de leur supériorité.

M. Trélat rapporte l'observation d'un héréditaire qui avait découvert le mouvement perpétuel. Sa machine devait marcher toute seule sans qu'aucune force motrice intervînt, soit pour lui donner l'impulsion première, soit pour entretenir son activité. Il avait ruiné toute sa famille dans les dépenses nécessitées par l'essai de ses inventions. En dehors de son idée fixe, ce malade raisonnait avec lucidité. Quand M. Trélat voulait lui démontrer l'impossibilité absolue de l'application de son système : « Permettez-moi de vous dire, monsieur le docteur, répondait-il, que je reconnais votre parfaite compétence en médecine, mais qu'il m'est impossible de vous accorder en mécanique la même infaillibilité. »

M. Trélat conduit alors son malade à l'Observatoire, auprès de François Arago. Le fou expose sans hésitation sa découverte au célèbre astronome, qui, après l'avoir écouté avec bienveillance, s'efforce de lui faire comprendre que, pour mettre un moteur en mouvement, il faut absolument une force, et que, par exemple, on ne peut faire tourner une roue avec de l'eau stagnante. Le malade, tout à fait déconcerté par ce raisonnement, fond en larmes et prend respectueusement congé d'Arago. A peine avait-il fait trente pas que, frappant du pied, relevant fièrement la tête : « C'est égal, dit-il, M. Arago se trompe ! ma roue à moi, tourne toute seule ; elle tourne dans l'eau stagnante. »

Telle est l'histoire de tous les inventeurs !

En résumé, les facultés de l'intelligence, chez les fous héréditaires, sont en général moins atteintes que les facultés affectives morales. Il est cependant des cas où les troubles intellectuels sont prédominants, et alors la fixité des idées délirantes et leur tendance à la systématisation constituent leurs caractères les plus importants.

III

IGNES DES TRANSMISSIONS HÉRÉDITAIRES : 1° DE L'ORDRE AFFECTIF ; 2° DE L'ORDRE MORAL. — MARCHE. — PRONOSTIC.

Les héréditaires ont les facultés affectives profondément altérées : ils n'aiment absolument qu'eux-mêmes. Mauvais fils, époux distraits, pères oublieux, ils ont le cœur sec et froid, et sont insensibles à tout ce qui ne les touche pas personnellement. Le fond de leur caractère se résume en deux mots : orgueil et égoïsme.

La manie raisonnante, d'après M. Campagne, n'est autre chose qu'un amas de passions et de mauvaises qualités gravitant autour d'un orgueil immense. Cette opinion est parfaitement vraie, non-seulement dans la manie raisonnante telle que la comprend M. Campagne, et qui n'est qu'une des nombreuses variétés de la folie héréditaire, mais encore de l'immense majorité des cas dans lesquels la dégénérescence n'est pas assez grave pour avoir supprimé complétement les manifestations affectives.

Cette ridicule exagération du moi se manifeste d'une foule de façons : on la reconnaît dans l'attitude, la démarche, le jeu de la physionomie, le langage et le geste. Les héréditaires détestent généralement tout le genre humain, et ils méprisent tous ceux qui ne rendent pas justice à leur mérite. A les entendre parler, ils sont des êtres extraordinaires et doués d'une façon providentielle, des types uniques destinés à accomplir de grandes choses. Ils résument en eux toutes les perfections et toutes les vertus.

Bavards, présomptueux, despotes, ils aiment à occuper le

public de leur personne et cherchent par tous les moyens possibles à attirer l'attention. Ils discutent très-volontiers, mais ne supportent aucune espèce de contradiction. Poltrons, paresseux, ombrageux, ils envient les honneurs et les richesses d'autrui, parce que, dans leur pensée, eux seuls en sont dignes. Ils sont railleurs, taquins, contrariants et ingrats par-dessus tout. Incapables de sentiments élevés, ils ne connaissent ni le dévouement, ni la charité, ni le patriotisme, ni l'honneur. Toute la morale se résume pour eux dans leur intérêt actuel. La loyauté leur est inconnue ; l'hypocrisie et le mensonge leur paraissent tout naturels du moment qu'ils peuvent en tirer profit. Ils sont très-souvent fanfarons du vice, froidement cyniques et dissipateurs par vanité.

La mobilité de leurs affections et de leurs haines est surprenante. La plus futile circonstance modifie leurs sentiments. Aujourd'hui, ils n'ont pas assez d'injures pour un des leurs, et demain ils ne trouveront jamais assez de flatteries et de louanges à son adresse. La moindre chose les met en courroux, et la moindre chose les calme.

Êtres changeants, versatiles, inconséquents, paradoxaux, insaisissables, ils réagissent toujours d'une manière capricieuse et exagérée. Systématiquement hostiles à toute action moralisatrice, insensibles aux joies de la famille, inaccessibles aux douceurs de l'affection, instinctivement portés à la rébellion, aux extravagances, au scandale, ils font toujours le malheur et quelquefois la honte de leur famille.

Il est un grand nombre de cas dans lesquels ces troubles des facultés affectives sont peu apparents, soit parce qu'en réalité ils sont peu développés, soit parce que masqués en quelque sorte par des symptômes plus graves d'un autre ordre, ils n'occupent dans l'histoire de la maladie qu'un plan secondaire. Mais il en est d'autres où les troubles affectifs sont prédominants. Ainsi, chez bon nombre d'héréditaires, l'orgueil a pris des proportions telles qu'il peut être considéré comme le signe primordial caractéristique. Ces malades sont insupportables. Leurs idées vaniteuses varient naturellement selon les conditions sociales dans lesquelles ils se trouvent placés. Continuellement absorbés dans l'admiration de leur personnalité, ils ont toujours l'envie de dominer. Rien ne doit résister à leur volonté.

Souvent ils font des dépenses qui ne sont nullement en rapport avec leur fortune, non par amour du luxe ni du plaisir, mais uniquement pour paraître riches. Alors ils se ruinent et plongent leur famille dans la détresse. Ils prennent fréquemment en haine les personnes qui les entourent, et cela pour une raison bien simple, c'est qu'on n'a pas pour eux la déférence et le respect qu'ils méritent.

Toute leur personne a quelque chose de spécial qui les fait assez facilement reconnaître : la tête haute, l'air arrogant, ils cherchent à attirer les regards. Leur parole est brève et dédaigneuse, et leur maintien s'efforce d'être majestueux, mais n'est la plupart du temps que ridicule.

Ils tranchent toutes les questions en dernier ressort, et leur opinion une fois émise, ils ne supportent pas qu'on la discute.

Les femmes passent un temps considérable à l'arrangement de leur chevelure, choisissent pour leur vêtement les étoffes les plus voyantes, cherchent à se rajeunir d'une façon absurde, parlent sans cesse de leur beauté, de leurs vertus et de l'amour qu'elles inspirent à tous ceux qui les voient.

On peut rapprocher des troubles des facultés affectives certains états caractérisés par l'exaltation maladive ou la perversion de la sensibilité morale. Ainsi, il est des héréditaires que la moindre cause jette dans un violent accès de colère. Irritables au suprême degré, le motif le plus futile les fait entrer en fureur. Morel a rapporté l'observation d'un malade de ce genre, que la contrariété la plus légère mettait hors de lui. Il se roulait par terre, pleurait comme un enfant, et avait des spasmes violents. Une femme, dont il a également parlé, s'exaspérait pour la moindre chose. Son mari est un jour en retard d'un quart d'heure pour le dîner ; elle se jette furieuse sur lui, déchire ses vêtements et lui meurtrit le visage. A certains intervalles, ces scènes de violence se reproduisent. Pour les motifs les plus insignifiants, cette femme abandonne la maison, son mari, ses enfants, et se retire chez sa mère. Quelques jours après, quand le calme est revenu, elle rentre chez elle.

D'autres malades, au lieu de s'irriter pour la moindre cause, tombent dans un état de profonde tristesse. La moindre émotion les accable et les désespère. Ils passent sans transition et presque sans motif du plaisir à la douleur, de la joie à la tristesse. Doués d'une sensibilité maladive, ces malheureux réagissent avec une extrême violence contre toutes les causes qui affectent cette sensibilité.

Un grand financier, très-habile dans la gestion de ses affaires, s'attachait très-vivement à ses animaux. Leur perte le plongeait dans un désespoir inexprimable et amenait des crises de larmes intarissables. Il possédait à Auteuil une propriété, et chaque soir, ses affaires terminées, il allait jeter de la nourriture à de nombreuses grenouilles qu'il élevait dans un étang. Quand un de ces animaux mourait, il était en proie à une véritable douleur délirante !

Dans ces cas, il n'y a pas seulement exaltation maladive de la sensibilité, mais aussi perversion. Ces gens, que la perte d'un chat ou d'une grenouille fait pleurer amèrement, voient mourir avec indifférence leurs parents ou leurs amis. Ils ont des affections instinctives, et leur sensibilité n'est éveillée que lorsque l'objet de ces affections est intéressé à leurs capricieuses fantaisies.

En qualité d'instinctifs, les héréditaires commettent des actes bizarres, extravagants, immoraux, dangereux, sans raison, sans motifs, comme s'ils étaient fatalement poussés par une nécessité de leur organisation. Aucune conception délirante ne provoque ces actes, aucune incohérence dans le discours ne les explique : une impulsion impérieuse, irrésistible, qui n'est précédée d'aucun raisonnement, s'empare de la volonté du malade et le domine.

Dans l'état normal, entre l'instant où l'idée de faire une action se présente à l'esprit et celui où cette action est consentie, il s'accomplit une opération très-complexe. L'esprit s'empare du désir, le jugement en apprécie la nature et en pèse les conséquences. A la suite de cette délibération, le désir est accepté ou repoussé, et si l'acte est commis, c'est un acte voulu. Eh bien, chez beaucoup d'héréditaires, cette opération intermédiaire, cette délibération qui seule crée la responsabilité, est remplacée par une sorte d'automatisme instinctif qui supprime la spontanéité et détruit le libre arbitre. Ils commettent des actes qui ne sont pas voulus, et cela malgré l'apparente intégrité de leur intelligence et de leur raison. Chez eux, le phénomène dominant, c'est le délire des actes.

La nature des actes délirants est extrêmement variable : tantôt ce sont des actes enfantins, insignifiants par eux-mêmes, absurdes, bizarres, extravagants; tantôt ce sont des actes dangereux, obscènes, violents ou criminels.

Les individus qui, sans conceptions délirantes, sans hallucinations, commettent automatiquement des actes ridicules, déraisonnables, dont la puérilité ne se justifie pas par un état avéré de débilité mentale, sont connus sous le nom d'excentriques. La variété des actes des excentriques est telle qu'elle ne se prête à aucune description générale. Chez eux, tout se fait au rebours des habitudes reçues. Ils ne se vêtissent pas comme tout le monde; leur ameublement a quelque chose d'extraordinaire ; ils n'élèvent pas leurs enfants comme les autres. En politique, en philosophie, en religion, ils ont des opinions paradoxales, tranchantes, subversives, et ils cherchent au besoin à les mettre en pratique et à les imposer.

Morel a connu un magistrat très-distingué dont les réquisitoires étaient des modèles de logique et de lucidité. Il descendait de parents névropathes, et fut toute sa vie un excentrique. Séparé de sa famille, il vivait isolé dans une chambre d'hôtel, dans laquelle il ne permettait à personne de pénétrer. Quand il marchait dans la rue, il prenait grand soin de ne pas mettre son pied sur les lignes de jonction des pavés, de crainte de figurer une croix, ce qui eût été de très-fâcheux augure.

Un banquier, très-expert dans les affaires, se croyait obligé de faire périodiquement une excentricité pour se préserver de la folie; et, à ce propos, je dois vous faire remarquer qu'il est fréquent d'observer, chez les héréditaires, cette crainte de la folie. Il semble qu'ils comprennent la faiblesse ou plutôt l'instabilité de leur intelligence.

Quelques excentriques se refusent absolument à toucher certains objets, la monnaie d'or ou d'argent par exemple, de peur de contracter des maladies inconnues. Morel a connu un magistrat excentrique héréditaire qui n'ouvrait jamais une porte sans envelopper ses mains dans le pan de son habit. C'est à ces cas que M. J. Falret a donné le nom d'*aliénation partielle avec prédominance de la crainte du contact des objets extérieurs*, dénomination qu'il ne faut pas, je crois, conserver en nosologie ; car si l'on forme un groupe spécial des cas dans lesquels le symptôme le plus saillant sera la crainte des objets extérieurs, il n'y a pas de raison pour qu'on ne consacre pas aussi, par une dénomination spéciale, toutes les variétés d'actes excentriques que peuvent commettre les héréditaires.

Ces actes se reproduisent quelquefois avec une extraordinaire ténacité pendant de longues années. Il y a là une fixité des actes délirants analogue à celle que nous avons déjà observée pour les idées délirantes. Une héréditaire, dont M. Trélat rapporte l'observation, raisonne avec justesse. Elle est toujours calme et tranquille. La seule chose qui paraisse extraordinaire dans sa vie, c'est qu'elle néglige les soins de son ménage pour rester seule enfermée dans sa chambre, pendant plusieurs heures tous les jours et pendant une grande partie de la nuit. Durant plusieurs années, on ignora complétement à quoi elle employait son temps, et l'on n'en eut l'explication que le jour où l'on pénétra dans ses appartements pendant qu'elle était atteinte d'une maladie aiguë assez grave. Toutes ses armoires étaient pleines de petits paquets de papier soigneusement pliés et étiquetés. Cette femme passait tout son temps à des soins intimes de toilette, et elle enfermait tous ses détritus corporels ! Chaque pile de paquets contenait un produit spécial. Ici se trouvait le cérumen ; là, la crasse enlevée au-dessous des ongles. Il y avait une pile de paquets pour le mucus nasal concrété, une autre pour la crasse de chaque orteil, une autre pour les malpropretés enlevées par le peigne. Chaque paquet portait une étiquette sur laquelle était notée la nature du produit contenu et la date où il avait été recueilli.

D'autres héréditaires sont très-remuants. Toujours en mouvement, toujours agités, toujours en activité, ils n'ont l'apparence du calme que pendant leur sommeil. Je dis l'apparence, car, même pendant le sommeil, des rêves continuels maintiennent en permanence l'activité maladive de leur esprit. Ils ne peuvent tenir en place, s'agitent, gesticulent et éprouvent souvent un besoin instinctif de locomotion. L'une de ces malades, dont M. Trélat a parlé, travaille incessamment avec une étonnante activité. Pendant un an environ, elle s'occupe de travaux d'aiguille avec une ardeur incroyable. Au bout de ce temps, ces travaux sont trop paisibles pour assouvir son besoin instinctif de mouvement. Elle se livre alors au balayage et au nettoyage des cours de l'hospice. Pour n'être point gênée dans ses mouvements, elle ne garde que sa chemise, et, du matin au soir, court chercher de l'eau aux fontaines, la répand à profusion dans les cours, lave les pavés, balaye les corridors, ne s'interrompant de son travail que pendant le temps qui lui est strictement nécessaire pour prendre ses repas. Cette activité dévorante dure environ deux ou trois ans. Après arrive une nouvelle période de calme relatif, pendant laquelle la malade reprend ses travaux de couture.

Chez d'autres héréditaires, le besoin de mouvement se traduit par des voyages continuels. A peine sont-ils dans une ville qu'ils veulent aller dans une autre. Ils dépensent ainsi toute leur fortune en voyages inutiles, et parcourent la France ou même l'Europe dans tous les sens, uniquement pour le plaisir de se déplacer.

Malheureusement les actes délirants des héréditaires ne sont pas toujours aussi innocents que ceux que nous venons de mentionner. Rien n'est plus fréquent que d'observer chez eux des tendances instinctives vers le mal sous toutes ses formes. Cette perversité des instincts se manifeste quelquefois dès les plus tendres années. Les jeunes héréditaires sont souvent d'une cruauté épouvantable ; ils martyrisent les animaux, les écorchent vifs, les brûlent, et contemplent avec joie leur agonie et leurs souffrances. Ils prennent plaisir à frapper leurs jeunes camarades et à leur faire subir toutes les méchancetés qu'ils peuvent imaginer. En grandissant, ils portent dans le commerce de la vie les mêmes tendances vers le mal : ils forment la variété des fous héréditaires méchants.

Les méchants sont au moins aussi nombreux que les excentriques, mais ils sont beaucoup plus dangereux. Véritables monstres moraux, ils sont possédés par le génie de la méchanceté. Toute leur activité intellectuelle est concentrée vers un but unique : faire du mal. Aucune conception délirante ne les pousse, aucune hallucination ne les provoque. Ils font le mal pour le mal ; ils sont instinctivement méchants. Un penchant irrésistible les entraîne.

Ils professent des sentiments de misanthropie outrée : ils détestent et méprisent l'humanité entière. Ils font avec cynisme l'apologie du vice ; déclarent hautement qu'ils ne croient pas à la vertu, et soutiennent avec ostentation les théories les plus immorales, les plus attentatoires à la dignité humaine et à l'ordre social. Quelques exemples vont démontrer combien ces malades sont dangereux pour les personnes avec lesquelles ils sont en relation.

Une femme B..., fille et petite-fille d'aliénés, s'est rendue tellement insupportable par ses méchancetés, qu'on a été forcé de la placer à la Salpêtrière. Sa méchanceté est périodique. Pendant les périodes de calme, elle est assez tranquille et on peut l'employer dans les salles, où elle rend quelques services. Mais pendant ses périodes d'agitation, elle passe tout son temps à préparer et à exécuter des vols et des actes pervers de toutes sortes. Elle organise des complots, calomnie tout le monde, cherche à compromettre le médecin de l'hospice en racontant à ses compagnes qu'elle est mariée avec lui, mais que de grands intérêts obligent à tenir cette union secrète.

Pariset fut chargé, pendant un certain temps, de la direction du service où était enfermée cette malade. Il avait l'habitude de prendre, le matin, avant sa visite, une tasse de café au lait. La femme B... pénètre un jour dans son cabinet, au moment où il prenait son déjeuner habituel ; elle s'approche hypocritement, et, s'emparant brusquement de la tasse encore pleine, elle en renverse tout le contenu sur la tête de Pariset.

Une autre fois, elle fend avec soin tous ses vêtements par derrière, et, profitant du moment où elle marche devant le médecin, suivi de ses élèves et des surveillantes du service, elle expose en riant sa nudité à tous les yeux.

On emploie souvent dans les services de femmes un vêtement spécial qui forme, tout d'une pièce, camisole et pantalon ; les malades ne peuvent ainsi se découvrir ou relever leurs jupons devant tout le monde. La femme B... souille un jour toute la partie intérieure d'un de ces vêtements avec des matières fécales, puis l'endosse, et, non contente de répandre autour d'elle une odeur repoussante, dont on ne reconnut pas tout d'abord l'origine, elle faisait tous ses efforts pour se frotter contre les médecins, les élèves, les surveillantes, et salir leurs habits.

Enfin, toute sa vie, elle ne cessa d'imaginer et d'accomplir des méchancetés, les unes puériles et sans importance, les autres plus graves, quelques-unes même dangereuses.

Cette femme a eu une fille dont l'observation est plus curieuse encore. Très-intelligente, extrêmement instruite, elle va, pendant les périodes de calme, offrir ses services dans les maisons d'éducation où elle se rend très-utile, mène une vie très-régulière, et s'occupe avec activité de ses élèves ; puis, tout à coup, la scène change ; elle quitte alors son travail, se livre à la débauche, au vagabondage, au vol, à l'ivrognerie ; elle entre dans des maisons de prostitution et se vautre dans le vice, jusqu'à ce que, la période d'excitation passée, elle reprenne sa vie régulière, ses habitudes morales et ses studieuses occupations. (*Folie lucide*, par M. Trélat, Obs. LXXIV.)

Une autre malade, appartenant à une famille dont plusieurs membres sont aliénés, commet également des actes de méchanceté intermittente. Enfant, elle présentait déjà cette cruauté native et instinctive qu'il est si fréquent d'observer chez les jeunes héréditaires. Elle cherchait, quand on ne la voyait pas, à faire du mal aux autres enfants de son âge. Ces mêmes dispositions, croissant avec l'âge, elle fit le malheur de tous ceux qui furent obligés de vivre près d'elle. Active, laborieuse, intelligente, elle est toujours occupée à coudre ; mais, un mois sur deux, elle est méchante, insupportable, quelquefois même nuisible et dangereuse. Elle déchire les rideaux, les couvertures, etc., souille l'ouvrage de ses voisines, pique, pince, pousse ses compagnes, et accuse toujours d'autres personnes d'avoir commis ces méfaits. Elle est toujours parfaitement lucide, raisonne avec justesse, et même, dans ses accès de méchanceté, conserve les apparences du calme le plus profond.

Vous comprenez combien de malheurs doivent causer ces malades lorsqu'ils sont méconnus et qu'ils vivent dans les conditions ordinaires de l'existence sociale! Ils jettent partout le trouble et la division, ne prennent en main les intérêts des autres que pour les compromettre et n'interviennent jamais que pour nuire. Possédant parfois un certain empire sur eux mêmes, ces êtres malfaisants peuvent souvent se faire violence pendant un certain temps, cacher leurs défauts au public et réserver leurs caprices et leurs cruautés pour les personnes de leur famille, qui sont alors obligées de subir en silence un martyre continuel.

Les actes des héréditaires peuvent être plus graves encore; ils peuvent être dangereux au premier chef. Moreau (de Tours) dit avec juste raison que l'hérédité est l'origine la plus fréquente de la propension au crime, et de fait, les malades que nous étudions sont fréquemment conduits devant les tribunaux pour des actes criminels dont l'appréciation médico-légale présente les plus grandes difficultés. Il est en effet quelquefois difficile d'établir le diagnostic, et quand le diagnostic est posé, on éprouve encore une certaine peine à faire admettre par les magistrats, qu'un homme qui raisonne et qui paraît jouir d'une vive intelligence, est cependant, par le fait de son état psychique, privé de son libre arbitre, dépossédé de sa volonté et de sa spontanéité, c'est-à-dire un sujet incapable et irresponsable.

Il est donc important de connaître dans tous ses détails la manière dont se produit l'acte maladif, afin, le cas échéant, de savoir le distinguer de l'acte criminel.

En médecine légale, l'acte en lui-même a beaucoup moins d'importance que son déterminisme. Il n'est pas d'acte criminel qui ne puisse être commis par un individu sain d'esprit aussi bien que par un aliéné, et la nature de l'acte n'est pas un élément de diagnostic. Les éléments du diagnostic se trouvent dans les circonstances qui ont précédé, accompagné ou suivi l'accomplissement de l'acte. Ces circonstances, en effet, varient, non-seulement selon que l'individu est sain ou aliéné, mais encore selon qu'il est frappé de telle ou telle forme de l'aliénation mentale.

Lorsque l'épileptique commet un homicide, il agit dans un moment de fureur maniaque aveugle qui éteint sa volonté et abolit momentanément toutes ses facultés intellectuelles. Il ne choisit pas sa victime ; il frappe la première personne qu'il rencontre, et souvent il frappe à coups redoublés, découpe le cadavre en morceaux et transforme son crime en une véritable scène de carnage. Au moment où il revient à lui, il ne se souvient de rien !

Quand le persécuté se fait meurtrier, il a pour cela des motifs ; il ne frappe pas en aveugle, il tue son persécuteur pour se venger, ou s'il tue une personne étrangère, c'est afin de terroriser des persécuteurs qu'il ne peut atteindre et de leur montrer combien il est redoutable. Son délire est systématisé, l'acte criminel en est la conséquence logique.

L'alcoolisé frappe sous l'influence d'une hallucination terrifiante. Il tue un de ses amis ou un de ses parents parce qu'il se croit attaqué par des animaux monstrueux.

Rien de tout cela n'existe chez l'héréditaire. Il frappe, il tue, il incendie sans savoir pourquoi. Il ne croit pas tuer un être dangereux, comme l'alcoolisé ; il ne pense pas se venger d'un persécuteur, comme l'hypochondriaque ; il n'agit pas au milieu d'une fureur maladive qui enlève la notion du *moi* comme l'épileptique. Il a frappé parce que quelque chose l'y a poussé. Après le meurtre, l'attitude et le langage de ces différents aliénés variera naturellement selon l'état d'esprit dans lequel ils se trouvaient.

Demandez à l'alcoolique pourquoi il a frappé, il vous répondra que sa victime lui est apparue sous la forme d'un animal fantastique prêt à le dévorer, et qu'il a voulu se défendre contre cet être nuisible et dangereux. Le persécuté vous répondra, le front haut, que les lois de son pays ne l'ayant pas suffisamment protégé, il a cru devoir se faire justice lui-même. L'épileptique ne se rappelle pas son crime et le nie ou ne peut en rendre compte que confusément.

L'héréditaire a eu une sorte de demi-conscience de ce qu'il faisait, il en a conservé le souvenir et ne cherche pas à se disculper. Il appréciait même quelquefois la gravité de l'acte qu'il commettait. Mais alors, pourquoi l'a-t-il commis? *Il ne sait pas. Quelque chose l'a poussé!*

L'impulsion est donc ici le fait dominant, et c'est elle qu'il nous faut surtout étudier. Elle ne se présente pas avec des caractères identiques dans tous les cas. Elle peut être subite, instantanée et suivie d'une exécution immédiate, soudaine. L'impulsion et l'acte sont alors simultanés : d'un seul coup la volonté est soumise à l'acte accompli. M. Foville dit très-justement que c'est là une sorte de phénomène réflexe, sans connivence avec la volonté : une vraie convulsion, qui ne diffère de la convulsion ordinaire que parce qu'elle consiste en mouvements associés et combinés en vue d'un résultat déterminé.

Dans ces cas, l'impulsion n'est pas le seul phénomène pathologique que présente le malade. On observe concurremment des anomalies physiques et affectives. L'impulsion elle-même est précédée de signes particuliers, modification du caractère, insomnie, anxiété, bouffées de chaleur, céphalalgie, qui lui constituent une véritable *aura*.

On ne confondra donc pas les cas qui précèdent avec les exemples très-rares de cette singulière affection décrite par les auteurs sous les noms de *manie transitoire essentielle; furor transitorius; mania subita, acutissima, brevis, ephemera; folie instantanée*, etc., dans laquelle le délire éclate soudainement et se termine au bout d'un temps qui oscille entre vingt minutes et six heures par un sommeil profond. Beaucoup d'autres circonstances du reste permettent de distinguer la manie transitoire essentielle de la folie héréditaire avec impulsions soudaines. Il me paraît inutile de m'étendre sur les éléments de ce diagnostic, car dans les conférences qui vont suivre, j'aurai à dérouler ici l'histoire clinique et médico-légale de l'épilepsie méconnue et de l'épilepsie larvée, et je vous aurai bientôt fait comprendre comment l'on doit interpréter les cas de folie subite ou passagère.

Il est des cas où l'impulsion est plus lente. Elle se présente à l'esprit, s'impose à lui par degrés, progressivement, et peut devenir l'objet d'une sorte de délibération. Dans ces cas, l'aliéné comprend la valeur morale de l'acte qu'il va commettre, il en saisit toute la portée. Il peut même arriver qu'il le repousse et qu'il soit assez fort pour lui résister. Il prévient alors la personne que lui désigne l'impulsion du danger qu'elle court, ou bien il se fait attacher pour être mis dans l'impossibilté de nuire. Je connais plusieurs exemples de ce genre.

Mais plus souvent encore l'impulsion s'impose d'une façon si impérieuse que le malade est obligé d'obéir. Il sait qu'il va mal agir; il sait qu'il va commettre un acte criminel; il s'accuse lui-même d'être un lâche et un misérable; tout est inutile; l'impulsion maladive domine la volonté et l'acte est accompli. Nulle part peut-être cette lutte n'est aussi violente que chez certains dipsomanes.

Il ne faut pas confondre les dipsomanes avec les ivrognes. L'ivrognerie est un vice, la dipsomanie est un état maladif presque toujours lié aux dégénérescences héréditaires. Les ivrognes boivent par plaisir et s'enivrent quand ils peuvent; les dipsomanes ne peuvent pas ne pas boire. Quand leur accès les prend, un penchant irrésistible les entraîne à boire avec excès des liqueurs alcooliques.

Je vous ai dit que certains héréditaires ne pouvaient boire un peu plus qu'à l'ordinaire sans tomber immédiatement en état d'ivresse. C'est tout l'opposé chez les dipsomanes. Ils ont une tolérance spéciale qui leur permet d'absorber sans présenter les phénomènes ordinaires de l'ivresse alcoolique, des quantités énormes de boissons enivrantes. Les dipsomanes savent parfaitement qu'ils ont tort de boire; ils s'adressent souvent eux-mêmes les reproches les plus vifs, et malgré tout ils sont forcés de céder au penchant irrésistible qui les entraîne.

Une dame, dont a parlé M. Trélat, nièce et fille de dipsomanes, est prise de temps en temps d'accès irrésistibles de monomanie ébrieuse qui lui font tout abandonner, intérêts et devoirs de famille, et ont fini par la plonger dans une ruine complète. Elle sent venir ses accès, et pour éviter de succomber à sa passion maladive, elle mêle au vin toutes sortes de saletés ; elle y met jusqu'à des matières fécales ; mais tout est inutile ; les raisonnements qu'elle se fait, le dégoût que lui inspire la malpropreté des liquides qu'elle va avaler sont moins forts que l'impulsion maladive. Elle boit en se couvrant d'injures. « Bois donc, misérable ! se dit-elle à elle-même. Bois donc, ivrogne ! Bois donc, vilaine femme, qui oublies tes premiers devoirs et déshonores ta famille !... »

Dans ces cas, le malade s'efforce de repousser l'impulsion. D'autres fois, au contraire, au lieu de chercher à la repousser, il concentre toute son activité psychique à en assurer l'exécution. Il combine longtemps à l'avance les moyens qui pourront le plus facilement permettre son accomplissement. Il prend ses mesures pour se cacher, pour éviter les poursuites ; puis quand ses préparatifs sont achevés, il exécute son crime en s'entourant d'une foule de précautions qui dénotent une étonnante puissance de ruse et de dissimulation.

Lorsque l'acte a été accompli, il en résulte une sorte de détente. Avant qu'il fût commis, le malade était anxieux, mal à l'aise ; après sa perpétration, il éprouve un bien-être extraordinaire. Ce phénomène s'observe dans tous les cas où l'impulsion est satisfaite, quelle que soit sa nature. L'excentrique qui vient de commettre une extravagance se sent soulagé d'un poids fatigant. Un malade de Moreau entrait fréquemment dans des colères furieuses que rien ne légitimait. Il avoua un jour à son médecin que lorsqu'il était au paroxysme de la colère, il éprouvait un sentiment de bien-être indéfinissable. Les incendiaires éprouvent une satisfaction incomparable à voir le feu, à entendre le bruit des cloches annonçant le sinistre et à se mêler à la foule tumultueuse qui vient aider à éteindre l'incendie qu'ils ont allumé.

Lorsqu'il s'agit d'un meurtre, le malade reste ordinairement atterré auprès de sa victime. Il ne cherche pas à fuir, il se laisse arrêter sans résistance ; souvent même il va spontanément raconter son crime aux magistrats et se livrer à la justice.

En résumé, persistance relative de l'intelligence et anéantissement de la volonté, qui ne peut résister aux impulsions maladives, tels sont les principaux caractères de la folie héréditaire. Mais, allez-vous me dire, ces caractères sont ceux d'une maladie mentale parfaitement étudiée : ils appartiennent à la folie raisonnante. Cela est vrai, ce sont là les signes les plus importants de la folie raisonnante; mais la folie raisonnante appartient presque tout entière à la folie héréditaire. Cette question de la folie raisonnante est extrêmement obscure et embrouillée dans les auteurs classiques, et cela tient précisément à ce que l'on a décrit sous ce nom une foule d'états disparates, sans tenir compte de leur origine ni de leur évolution. On a formé ainsi un groupe tout à fait artificiel, dont la science moderne s'efforce de disperser les éléments. La folie raisonnante n'est pas une espèce morbide : c'est un syndrome qui peut se montrer dans le cours de plusieurs maladies.

Cette doctrine de la folie raisonnante s'est appuyée sur une autre doctrine très-contestée, celle des monomanies. On a pensé pendant longtemps que les diverses facultés de l'esprit pouvaient être lésées isolément dans leur fonctionnement. C'est encore là une opinion qui, après avoir régné sans conteste dans la science pendant plusieurs années, est violemment aujourd'hui attaquée pas des observateurs très-sérieux.

On attribue généralement à Pinel l'honneur d'avoir découvert la folie raisonnante. Pinel avait fait la remarque très-exacte, du reste, que certains aliénés présentaient, avec une intégrité relative du raisonnement, une perversion profonde des facultés affectives et morales, et il avait très-bien vu que certains fous étaient poussés à commettre des actes de violence qui n'étaient motivés par aucune perception délirante ni par aucune illusion des sens. Ces malades étaient très-connus dans les hospices, où le nom de fous raisonnants leur était appliqué par les infirmiers et les surveillants avant d'avoir été scientifiquement consacré par Pinel. Malheureusement Pinel interpréta mal ces faits. Il les réunit tous dans son groupe des *manies sans délire.* Ainsi constitué, ce groupe était tout à fait artificiel. Les auteurs qui ont suivi Pinel ont rendu son étude encore plus difficile et encore plus obscure. Chacun a donné un nom spécial aux cas que Pinel avait étudiés sous le nom de manie sans délire.

Foderé critique l'expression de manie sans délire et préfère celle de fureur maniaque.

Esquirol admet trois formes de monomanie : 1° la monomanie intellectuelle dans laquelle le désordre de l'intelligence est concentré sur un seul objet ou sur un petit nombre d'objets circonscrits hors desquels la raison est saine ; 2° la monomanie affective, dans laquelle le caractère et les affections sont pervertis ; 3° la monomanie instinctive, dans laquelle le malade commet des actions involontaires, instinctives, irrésistibles, que la raison et le sentiment ne déterminent pas et que la volonté ne peut pas empêcher. Ces deux derniers groupes répondent à la manie sans délire de Pinel.

Marc préfère l'expression de monomanie impulsive ou instinctive.

Pritchard celui de *moral insanity*, c'est-à-dire folie morale.

Brierre de Boismont celui de délire des actes ou folie d'action.

Scipion Pinel celui de : lypémanie raisonneuse.

Certains cas décrits par M. Trélat, dans son livre si instructif sur la folie lucide sont des cas de folie raisonnante.

L'esthésiomanie de Berthier, les pseudo-monomanies de Delasiauve, rentrent dans la folie raisonnante.

Ce n'était pas assez d'avoir une si riche synonymie : la confusion a été encore augmentée par ce fait que certains auteurs ont cru devoir détourner les expressions existantes de leur signification primitive. Ainsi Marc appelle monomanes raisonnants les malades qui, ayant un délire systématisé, agissent en vertu d'une association d'idées. Un aliéné, par exemple, qui désire la mort et n'a pas le courage de se la donner, tue une personne afin de se faire condamner : c'est un monomane raisonnant, parce qu'il raisonne l'acte qu'il commet. De sorte que la monomanie raisonnante de Marc ne correspond pas du tout à ce que Pinel et Esquirol ont appelé folie raisonnante.

Enfin la confusion devient encore plus grande lorsqu'on analyse avec soin les cas de monomanie. On avait admis un groupe artificiel basé uniquement sur la production d'actes involontaires : c'était le genre. Dans ce genre, on isola autant d'espèces qu'il y avait d'actes ayant une certaine importance médico-legale. L'aliéné pouvant voler, tuer, incendier ; on créa aussitôt une kleptomanie, une monomanie homicide et une pyromanie.

Une fois lancés dans cette voie, rien ne devait arrêter les auteurs de classifications. Chacune de ces espèces aurait pu être divisée en un nombre considérable de variétés; on aurait pu distinguer les monomanes homicides qui tuent avec un couteau, de ceux qui tuent avec un pistolet, et créer ainsi une série de néologismes dont l'étude eût été plus que fantaisiste !...

On était parti de ce principe doctrinal que l'acte malfaisant constituait à lui seul toute la maladie et qu'il était le résultat de l'exagération maladive d'un seul penchant; il était alors naturel et logique que l'on prît cet acte pour base de la classification.

La réaction contre la doctrine des monomanies commença en France en 1819. Falret, dans sa thèse inaugurale sur la manie raisonnante, s'exprime ainsi : « soit que j'examine les caractères généraux que Pinel assigne à la manie sans délire, soit que je pèse les diverses circonstances des faits rapportés à l'appui de cette opinion, je demeure convaincu qu'une lésion de l'entendement coïncide dans tous les cas avec une perversion des facultés affectives. »

Marcé refuse à la folie morale la valeur qu'on lui a attribuée. Tous les cas décrits sous ce nom sont pour lui ou bien des états congénitaux ou des états antérieurs à la folie. En d'autres termes, la folie morale est toujours héréditaire ou symptomatique d'une maladie mentale.

Griesinger est très-catégorique et voudrait qu'on laissât tomber en désuétude cette dénomination vague et obscure, et il pense que la création du groupe des manies sans délire a été un malheur pour la science.

Aujourd'hui, presque tous les médecins aliénistes considèrent la folie raisonnante comme un syndrome pouvant appartenir à plusieurs maladies. Elle n'est pas le résultat d'une maladie spéciale frappant uniquement l'une des facultés de l'esprit et laissant les autres intactes; elle est, au contraire, le résultat de troubles complexes des diverses facultés. Le plus souvent, la folie raisonnante prend sa source chez les ascendants; mais elle peut prendre naissance dans d'autres circonstances, et particulièrement au début de la paralysie générale et dans l'hystérie.

Marche de la folie héréditaire. — Le mode d'évolution des

sgnes qui caractérisent la folie héréditaire, occupe une place iimportante parmi les éléments qui peuvent servir à fixer le diagnostic de cette affection. Les héréditaires sont des êtres essentiellement périodiques; leur maladie se compose d'une série continuelle de périodes de calme et de périodes d'excitation se succédant d'une façon régulière à intervalles plus ou moins éloignés.

Contents, joyeux, pleins d'initiative, pendant une de ces périodes, ils sont, pendant la suivante, tristes, moroses, mélancoliques, apathiques. Tantôt ils voient tout en beau et éprouvent un bien-être remarquable; tantôt, au contraire, ils voient tout en noir et éprouvent une anxiété indéfinissable qui paralyse toutes les forces de leur être. Un malade de Baillarger exprimait la différence qui sépare ces deux états en disant qu'il avait sa crise rose et sa crise noire : je ne connais pas de description plus significative que celle-là.

La durée de chacune de ces périodes est extrêmement variable. Chez quelques malades, le changement d'une période à l'autre ne s'opère qu'après une ou plusieurs années; chez d'autres, il a lieu tous les deux ou trois mois et même beaucoup plus souvent encore. Mais chez un même malade, la durée des périodes est toujours à peu près la même. Il est assez ordinaire aussi que chez un même malade les deux périodes aient une durée à peu près égale. Il n'en est pas toujours ainsi : le plus souvent, alors, c'est la période d'excitation qui est la plus courte.

Le passage d'une période à l'autre s'accompagne de symptômes qu'il est important de noter.

Beaucoup de malades sont avertis de l'arrivée prochaine de leur période d'excitation par un état de malaise extrême, par des migraines, par des névralgies, des troubles de la digestion; le sommeil est agité par des rêves effrayants, il est difficile à obtenir et de courte durée; il y a un besoin extrême de locomotion. Quelquefois, c'est un sentiment de bien-être extrême qui annonce l'approche de la période d'excitation.

Morel rapporte l'observation d'une femme qu'il a eu l'occasion d'observer pendant douze ou treize ans. Cette femme jouissai d'une grande lucidité de l'intelligence. Au milieu d'un état det calme complet, elle éprouvait un bien-être plus grand qu'à l'ordinaire. Elle s'endormait, et son sommeil était agité par des rêves fatigants et par des cauchemars sinistres. Lorsqu'elle s'éveillait, elle était dans sa période d'excitation, elle se précipitait en bas de son lit, poussait des cris de terreur, cherchait à se briser la tête contre les murs, refusait de manger, et mordait ou déchirait avec fureur tout ce qu'elle pouvait saisir. Cet état durait invariablement vingt-cinq ou vingt-six jours, puis il s'apaisait progressivement. Au bout de quelques jours, la période d'excitation ramenait la même agitation, la même fureur instinctive, qui se calmait progressivement et ainsi de suite.

D'autres fois, le début de l'excitation est subit.

La périodicité des symptômes peut se manifester aussi bien par la manifestation à époques fixes d'idées bizarres, excentriques, extravagantes, que par l'accomplissement d'actes immoraux ou dangereux.

Chaque période amène chez un même malade une série de phénomènes semblables à ceux qui avaient caractérisé la précédente période correspondante. Mais il arrive souvent aussi qu'il n'y a aucune similitude. Cela est très-important au point de vue de la doctrine des monomanies. Comment peut-on traiter de monomane un malade qui, tous les mois par exemple dans le cours de sa période d'excitation, obéit à des idées, à des penchants et à des impulsions qui varient d'une façon aussi imprévue?

Bien plus, il n'est pas rare d'observer à la fois, et à un même moment, une série de troubles psychiques et moraux extrêmement complexes : les mêmes malades sont à la fois dipsomanes et kleptomanes, ou bien ils ont à la fois des idées de suicide et des idées d'homicide. Ce ne sont pas des monomanes, ce sont des polymanes.

Un phénomène aussi curieux et aussi apparent que le retour périodique de signes d'excitation et de dépression, ne pouvait échapper aux observateurs. Pinel avait noté le passage de la manie à la mélancolie, Jacquelin Dubuisson emploie l'expression de manie périodique, Esquirol parle de la régularité des alternances, mais jusque-là on s'était contenté de noter le phénomène, sans chercher à lui donner une importance suffisante pour caractériser une espèce morbide.

En 1845, Griesinger dit que la transition de la mélancolie à la manie et l'alternance de ces deux formes sont très-ordinaires, et que de plus il n'est pas rare de voir toute la maladie consister dans un cycle régulier de ces deux formes, qui alternent souvent très-régulièrement. En 1851, Falret père prononce le mot de « folie circulaire », parce que, dit-il, ce genre de folie roule dans un même cercle d'états maladifs, qui se reproduisent sans cesse comme fatalement. Et, précisément, vers cette époque, Baillarger en fait une entité morbide nouvelle, une espèce spéciale de folie, qu'il appelle « folie à double forme. » Beaucoup d'auteurs ont accepté cette interprétation. Marcé et Foville considèrent la folie circulaire comme une forme spéciale de vésanie, et j'ai pris pour ma part l'habitude de la désigner sous le nom de *délire à formes alternes.*

D'après Morel, il ne faut pas considérer la folie à double forme comme une entité nouvelle : c'est une variété de la folie héréditaire, rien de plus. Elle est caractérisée uniquement par la succession alternante de périodes d'excitation et de dépression. Or, c'est là un phénomène commun à presque tous les cas de folie héréditaire. Il est plus où moins marqué, plus ou moins apparent; mais l'intensité plus grande d'un symptôme ne suffit pas pour caractériser une espèce morbide, tout au plus peut-elle servir à désigner une variété.

Du reste, l'observation scrupuleuse des faits donne raison à Morel. Elle montre, d'une part, que cette périodicité existe dans presque tous les cas de folie héréditaire, avec plus ou moins de régularité, et, d'autre part, elle apprend que dans l'immense majorité des cas de folie circulaire on peut retrouver, chez les ascendants, les conditions qui créent les dégénérescences héréditaires. Tous les auteurs s'accordent sur ce point.

Falret père et Baillarger disent que la folie à double forme est, de toutes les variétés d'aliénation mentale, celle qui doit le plus souvent son origine au développement de prédispositions héréditaires, et Foville, l'auteur du travail le plus récent sur ce sujet, ajoute de nombreux faits à l'appui de cette opinion. Les faits contraires à cette manière de voir manquent complétement.

On a beaucoup discuté pour savoir si, dans l'intervalle des périodes de calme et d'excitation, il y avait une intermittence, une période de santé morale complète. Falret père et Baillarger pensaient qu'il y avait entre les accès bien confirmés un temps plus ou moins long où toutes les facultés psychiques reprenaient leur fonctionnement régulier. Mais ils ne se sont pas entendus sur le moment où avait lieu ce retour à l'état sain. D'après Baillarger, un accès serait représenté par trois termes : 1° manie ; 2° mélancolie ; 3° intermittence. D'après Falret, au contraire, il y aurait entre chaque période une intermittence vraie. Un accès complet ne pourrait donc être représenté que par les termes : manie, rémittence, mélancolie, intermittence.

Ces formules n'ont aucune espèce d'importance clinique. Le passage de l'une à l'autre des deux périodes se fait souvent sans qu'on puisse saisir aucun signe intermédiaire ; et même, dans les moments où le malade paraît jouir de la plénitude de ses facultés, une analyse attentive peut encore découvrir quelques troubles intellectuels ou affectifs qui ne permettent pas de le considérer comme un individu sain d'esprit. La marche de la maladie est donc beaucoup plus rémittente que franchement intermittente.

Quoi qu'il en soit, ces rémittences sont quelquefois tellement marquées que le malade paraît guéri. Il ne commet plus d'actes insensés ; son raisonnement est à peu près logique ; tout paraît être rentré dans l'ordre. Sa famille, enchantée d'un résultat aussi heureux, demande la sortie du malade, et le médecin se trouve alors dans une situation extrêmement délicate, surtout si le malade a commis antérieurement des actes dangereux. S'agit-il d'une guérison, s'agit-il d'une simple rémittence ? Il est souvent très-difficile de se prononcer ; mais le plus souvent il ne s'agit que d'une rémittence. Aussi le médecin ne doit-il pas céder trop facilement aux instances d'une famille toujours prête à accueillir avec empressement l'espoir d'une guérison définitive. Il ne doit pas prêter trop aisément l'oreille aux récriminations incessantes d'un malade qui paraît jouir, il est vrai, de sa raison, mais qui n'en jouit que provisoirement, pour un temps plus ou moins long, et qui très-probablement retombera dans les mêmes égarements psychiques et commettra les mêmes actes que ceux qui ont déjà motivé son placement.

C'est là ce qui a fait dire que les fous héréditaires étaient beaucoup plus exposés aux rechutes que les fous non héréditaires. Ce ne sont pas, vous le voyez, de véritables rechutes, ce sont des périodes alternantes d'une même maladie, revenant constamment, à des intervalles fixes, l'une présentant les apparences du calme et de la raison, l'autre les manifestations éclatantes de l'agitation et de la folie.

Mais, en thèse générale, il faut retenir ce fait qui peut seul aider au diagnostic, et que l'on pourrait presque ériger en loi : toutes les fois qu'un malade a été enfermé plusieurs fois dans un établissement d'aliénés, on peut presque à coup sûr diagnostiquer une folie héréditaire. Un malade de M. Campagne a été séquestré vingt-cinq ou trente fois dans différents asiles. Morel cite le cas d'une malade qui fut enfermée trente-sept fois. La moindre contrariété provoquait chez elle un accès de folie furieuse qui durait de six semaines à deux mois. Cet état se terminait presque subitement et était suivi d'une période de rémission d'une durée de cinq à six mois. J'ai recueilli moi-même plusieurs faits de ce genre.

Pronostic. — La folie héréditaire est grave dans tous les cas. Hoffmann a parlé en excellent observateur lorsqu'il a dit que les lésions héréditaires étaient d'une guérison plus difficile que les autres maladies analogues : *Ægrius semper curationem admittunt facile recurrunt et medentibus multum negotii facescunt.* Ces paroles s'appliquent admirablement à la folie héréditaire, et je crois qu'il n'y a aujourd'hui rien à y retrancher.

Van Swieten, au contraire, a été trop exclusif lorsqu'il a dit, en parlant de l'épilepsie héréditaire : Elle est absolument incurable, le médecin n'étant pas plus capable d'empêcher la maladie de se développer au temps marqué pour son évolution qu'il ne peut s'opposer à ce que les dents et la barbe, également déposées en germe chez l'enfant, ne poussent quand le moment en est venu. Car si le pronostic de la folie héréditaire est toujours plus grave, toutes choses étant égales d'ailleurs, que celui de la folie acquise, il est cependant beaucoup de cas que le médecin peut espérer améliorer ou guérir.

Ces cas sont surtout ceux où la maladie mentale a fait subitement explosion à un âge assez avancé sans avoir été précédée de troubles psychiques appréciables. Lorsqu'au contraire on a pu constater pendant la jeunesse des anomalies physiques et des troubles périodiques même légers des facultés de l'esprit, les chances de guérison deviennent beaucoup moins nombreuses, et si dès le début des manifestations psychiques, l'influence héréditaire s'est manifestée par des perversions morales et affectives, par des troubles notables de l'intelligence, le pronostic acquiert une extrême gravité. La maladie est incurable.

Le docteur Kraft-Ebing, médecin de l'asile d'Illenau, a publié sur ce sujet une statistique fort instructive.

Il a étudié, au point de vue du pronostic, 292 cas de folie héréditaire à transmission directe.

Il divise ces cas en trois groupes.

Dans le premier, il place 93 malades qui n'avaient présenté, avant de devenir fous, aucun trouble mental. Chez eux, la prédisposition était restée tout à fait latente, et il trouve :

58 guérisons p. 100; 16 améliorations p. 100; 26 états stationnaires p. 100.

Le deuxième groupe comprend 171 malades qui, dans leur jeunesse, ont présenté quelques signes indiquant un fonctionnement peu régulier du système nerveux central.

Les guérisons figurent pour 15 p. 100 seulement, et les améliorations pour 20 p. 100.

65 fois sur 100, les traitements les plus variés n'ont amené aucune modification heureuse dans l'état des malades.

Enfin, le troisième groupe renferme 28 malades chez lesquels les anomalies psychiques se sont manifestées dès la plus tendre enfance. Dans ces cas, 95 fois p. 100 la maladie est incurable; 5 fois elle peut être améliorée; jamais elle ne peut être guérie.

Mais la folie héréditaire est grave à bien d'autres points de vue.

L'impulsion, qui est un de ses symptômes les plus caractéristiques, conduit souvent les malades à des actes immoraux ou dangereux dont ils sont appelés à rendre compte devant les tribunaux.

De plus, les statistiques, celle de Hugh Grainger Steward en particulier, démontrent que la durée moyenne de la vie est notablement plus courte chez les fous héréditaires que chez les autres : tandis que la moyenne des aliénés succombe entre quarante et soixante-dix ans, la majeure partie des héréditaires succombe entre trente et soixante ans.

Enfin, la folie héréditaire est grave relativement à l'espèce. Je vous ai déjà dit comment elle compromettait le sort des familles par le fait de la stérilité des malades ou de la mortalité précoce des enfants, et vous savez aussi que si les héréditaires ont des enfants viables, ils ont beaucoup de chances pour porter eux-mêmes des signes de dégénérescence plus accentués encore que ceux que présentent leurs ascendants.

Ici se termine ce que j'avais à vous dire sur la folie héréditaire. C'est là, vous le voyez, une question difficile, très-controversée, et dont l'étude soulève les problèmes les plus ardus de la médecine mentale. J'ai voulu néanmoins aborder avec vous ces difficultés, attirer sur ces problèmes votre attention et vos recherches, et vous esquisser sommairement les tendances de la science moderne.

Ce que je désire surtout vous avoir démontré dans ces conférences, c'est que l'hérédité, en perpétuant dans l'espèce les maladies nerveuses, les transforme et les modifie, de façon à constituer toute une série de types morbides, véritable famille nosologique naturelle, dont les genres et les espèces présentent au milieu d'une apparente diversité symptomatique un ensemble de signes communs qui leur donnent une physionomie distincte, un *air de famille*, auquel il est facile de reconnaître leur parenté et leur commune origine, ou en d'autres termes, que la dénomination de *folie héréditaire*, repoussée à tort par beaucoup d'auteurs, mérite de prendre rang dans la science à côté de celles de folie épileptique ou de folie alcoolique, qui sont admises par tout le monde. Puissé-je avoir réussi dans ma laborieuse tentative !

TABLE DES MATIÈRES

PARIS. — TYPOGRAPHIE A. POUGIN, 13, QUAI VOLTAIRE. — (5452).

Tome VII. — THULIÉ (H.). **La Mystique.** 1 vol. in-8. (*Sous presse.*)

Tome VIII. — HERVÉ (G.). **Les Primates.** 1 vol. in-8 avec figures dans le texte. (*Sous presse.*)

Tome IX. — MANOUVRIER (L.). **Craniologie humaine.** 1 vol. in-8, avec figures dans le texte. (*Sous presse.*)

Tome X. — SABATIER. **La Sociologie de l'Algérie indigène.** 1 vol. in-8. (*Sous presse.*)

Tome XI. — BORDIER (A.). **Pathologie comparée.** 1 vol. in-8. (*Sous presse.*)

D'immenses progrès dans toutes les branches des sciences naturelles ont marqué les trente dernières années. De ce grand mouvement est sorti tout le groupe des sciences anthropologiques. Pour ces dernières, la date de leur naissance, ou mieux de leur renaissance, peut être fixée en 1859, année où fut fondée la *Société d'Anthropologie de Paris* sur l'initiative de Paul Broca, et où parut l'*Origine des espèces* de Darwin. Depuis lors nous avons vu grandir et s'éclairer mutuellement l'*Archéologie préhistorique*, l'*Ethnographie*, la *Linguistique*, la *Science des religions*, le *Folk Lorisme* ou étude des traditions populaires, la *Pathologie comparée*, la *Sociologie*, surtout la *Sociologie ethnographique*.

C'est de ce faisceau scientifique ajouté à l'*Anatomie*, que se compose aujourd'hui l'*Anthropologie*. Cette science, si vaste, possède actuellement ses sociétés savantes, ses congrès, ses laboratoires, son enseignement, ses revues spéciales; mais elle n'a encore que fort peu d'ouvrages où les résultats généraux, acquis par elle, soient exposés d'ensemble et pour le grand public.

C'est à combler cette lacune que servira la *Bibliothèque anthropologique*. Dans une série de volumes, cette bibliothèque abordera successivement, non seulement toutes les branches, mais encore toutes les grandes questions anthropologiques, dont ne saurait plus se désintéresser aujourd'hui aucun esprit éclairé.

Confiés à des auteurs que recommande leur compétence spéciale, ces volumes contiendront chacun une vue d'ensemble sur le sujet traité.

Au point de vue de la doctrine, le Comité de la Bibliothèque veillera au maintien de l'homogénéité entre tous les ouvrages.

PUBLICATIONS

DE LA LIBRAIRIE A. DELAHAYE ET É. LECROSNIER, ÉDITEURS

TOPINARD, professeur à l'École d'anthropologie, etc. **Éléments d'anthropologie générale.** 1 fort vol. in-8 avec 229 figures intercalées dans le texte et 5 planches. 1885. 24 fr.

RICHER (P.), chef du laboratoire de la clinique des maladies nerveuses à la Salpêtrière, etc. **Etudes cliniques sur la grande hystérie, hystéro-épilepsie : « De la grande attaque hystérique et de ses principales variétés.** Attaque épileptoïde ; attaque démoniaque ; attaque d'extase ; attaque de léthargie ; attaque de catalepsie ; attaque de somnambulisme, etc. — **Du grand hypnotisme hystérique.** Hyperexcitabilité neuromusculaire ; phénomènes suggestifs ; hallucinations ; automatisme ; état léthargique, état cataleptique, état somnambulique. — **L'hystérie dans l'histoire.** Chorée épidémique du moyen âge ; possessions démoniaques ; convulsionnaires ; extatiques. — **L'hystérie dans l'art.** PIERRE BREUGHEL, ANDRÉ DEL SARTE, RAPHAËL, LE DOMINIQUIN, RUBENS, JORDAENS, etc. » ; précédé d'une lettre-préface de M. le professeur J.-M. CHARCOT. 2e édition, revue et considérablement augmentée. 1 vol. in-8 raisin avec 197 figures intercalées dans le texte et 10 gravures à l'eau-forte. 1885. 25 fr.
Relié demi-maroquin, doré en tête, non rogné, avec coins. 30 fr.

CHARCOT (J.-M.), de l'Institut, etc., et RICHER (Paul). **Les démoniaques et les extatiques dans l'art.** 1 vol. in-4 avec 60 figures intercalées dans le texte. 1886. (*Sous presse.*)

BOURNEVILLE et P. REGNARD. **Iconographie photographique de la Salpêtrière** (service de M. le professeur Charcot).

Tome I. — **Hystéro-épilepsie. Attaques.** 1 vol. petit in-4 avec 40 photographies. 1878. Broché : 30 fr. Relié en demi-chagrin rouge, doré en tête, non rogné, avec coins. 36 fr.
Tome II. — **Epilepsie partielle. Hystéro-épilepsie. De l'hystérie dans l'histoire.** 1 vol. petit in-4, avec 39 photographies. 1878. 30 fr. Relié. 36 fr.
Tome III. — **Hystéro-épilepsie.** — Zones hystérogènes. — Sommeil. — Attaques de sommeil. — Hypnotisme, somnambulisme, magnétisme, catalepsie, procédés de magnétisme, sabbat. 1 vol. petit in-4 avec 40 photographies. 1881. Broché. 30 fr. Relié en demi-chagrin rouge, doré en tête, non rogné, avec coins. 36 fr.

BRAID. **Neurypnologie.** Traité du sommeil nerveux ou hynoptisme. Traduit de l'anglais par le docteur J. SIMON, avec une préface du professeur BROWN-SÉQUARD. 1 vol. in-18. 1883. 3 fr. 50

SÉE (Germain), professeur de clinique médicale à la Faculté de médecine de Paris, et LABADIE-LAGRAVE, médecin des hôpitaux (**Médecine clinique**).

Tome I. — **De la phtisie bacillaire des poumons**, par le professeur G. SÉE. 1 vol. in-8. avec 2 pl. 11 fr.
Tome II. — **Des maladies spécifiques** (non tuberculeuses) **du poumon** : bronchites aiguës pneumonies parasitaires, gangrène, syphilis, et vers hydatiques du poumon, par le professeur G. SÉE. 1 vol. in-8 avec deux planches en chromolithographie, 1865. 10 fr.
Tome III. — **Des maladies simples du poumon** : asthmes pneumobulbaires, asthme cardiaque congestions, hémorragies et induration du poumon, lésions des plèvres, par le professeur G. SÉE. 1 vol. in-8. 1886. 10 fr.
Tome IV. — **Urologie clinique et maladies des reins**, par le docteur LABADIE-LAGRAVE 1 vol. in-8 avec 40 figures intercalées dans le texte. 1887. 13 fr.
Tome V. — **Du régime alimentaire**; traitement hygiénique des malades. 1 vol. in-8 avec figures intercalées dans le texte. 1887. 14 fr.

AVIS. — Le Traité de Médecine clinique formera une collection d'environ 20 volumes. Il paraîtra un volume tous les quatre mois.

SÉE. **Du diagnostic et du traitement des maladies du cœur, et en particulier de leurs formes anomales.** Leçons recueillies par le docteur LABADIE-LAGRAVE (Clinique de la Charité, 1874 à 1876). 2e édition revue et augmentée. 1 vol. in-8. 1883. 11 fr.
Cartonné. 12 fr.

SÉE (Germain). **Des dysepsies gastro-intestinales : Clinique physiologique**, 2e édition. 1 vol. in-8. 1883. 10 fr.

JACCOUD, professeur de pathologie médicale à la Faculté de médecine de Paris, médecin de l'hôpital Lariboisière. **Traité de pathologie interne.** 7e édition, revue et considérablement augmentée. 3 vol. in-8 avec figures dans le texte. 37 planches en chromolithographie. 1883. 50 fr.

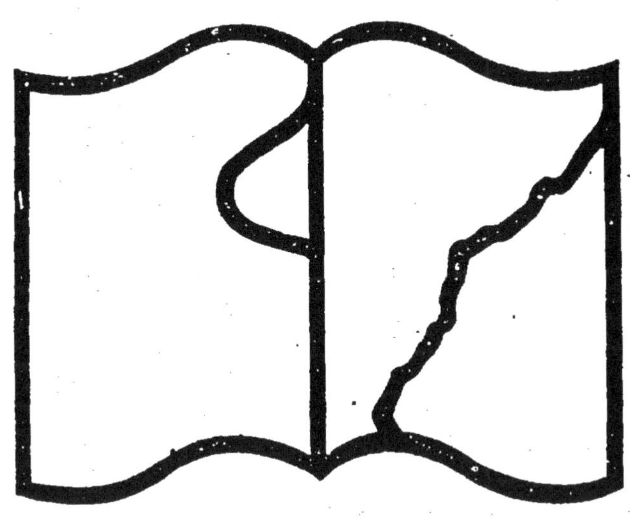

Texte détérioré — reliure défectueuse

NF Z 43-120-11

VALABLE POUR TOUT OU PARTIE DU DOCUMENT REPRODUIT

JACCOUD, professeur de clinique à la Faculté de Paris, etc. **Leçons de clinique médicale faites à l'hôpital de la Pitié (1883-1884).** Tome Ier. 1 vol. in-8 avec 12 figures intercalées dans le texte. 1885. 13 fr.

JACCOUD. **Leçons de clinique médicale faites à l'hôpital de la Pitié (1884-1885).** Tome II. 1 vol. in-8 avec 36 figures intercalées dans le texte. 1886. 15 fr.

JACCOUD. **Leçons de clinique médicale faites à l'hôpital de la Pitié (1885-1886).** Tome III. 1 vol. in-8, avec 52 figures intercalées dans le texte. 1887. 14 fr.

JACCOUD. **Curabilité et traitement de la phthisie pulmonaire.** Leçons faites à la Faculté de médecine. 1 vol. in-8. 1881. Broché, 10 fr. — Cartonné. 11 fr.

FOURNIER (Alfred), professeur à la Faculté de médecine de Paris, médecin de l'hôpital Saint-Louis, etc. **Leçons cliniques sur la syphilis** étudiée plus particulièrement chez la femme. 2e édition. 1 fort vol. in-8 avec 8 planches en chromolithographie. 1881. 21 fr.

LECORCHÉ, médecin des hôpitaux, etc. **Traité théorique et pratique de la goutte.** 1 vol. in-8 avec 5 planches. 1884. 13 fr.

LECORCHÉ. **Du diabète sucré chez la femme.** 1 vol. in-8. 1886. 6 fr.

LEGRAND DU SAULLE, médecin de l'hospice de la Salpêtrière, etc., Georges BERRYER, avocat à la Cour d'appel de Paris, et Gabriel POUCHET, professeur agrégé à la Faculté de médecine de Paris, etc. **Traité de médecine légale, de jurisprudence médicale et de toxicologie** (ouvrage couronné par l'Institut de France). 2e édition, entièrement refondue. 1 fort vol. in-8 raisin, avec 9 figures intercalées dans le texte et 2 planches. 1886. 27 fr.

LEGRAND DU SAULLE. **Étude médico-légale** sur les testaments contestés pour cause de folie. 1 vol. in-8. 1879. 9 fr.

LEGRAND DU SAULLE. **Étude médico-légale sur l'interdiction des aliénés et sur le conseil judiciaire,** suivie de recherches sur la situation juridique des fous et des incapables à l'époque romaine. 1 vol. in-8. 1881. 8 fr.

RABUTEAU (A.). **Traité élémentaire de thérapeutique et de pharmacologie,** 4e édition, revue et augmentée. 1 fort vol. in-8 avec 58 figures intercalées dans le texte. 1881. 19 fr.

FONSSAGRIVES, professeur à la Faculté de médecine de Montpellier, etc. **Traité de thérapeutique appliquée basé sur les indications,** suivi d'un Précis de thérapeutique et de pathologie infantiles et de notions de pharmacologie usuelle sur les médicaments signalés dans le cours de l'ouvrage. 2e tirage augmenté d'un Appendice comprenant les progrès récents réalisés en thérapeutique. 2 forts volumes in-8. 1882. 24 fr.

FONSSAGRIVES. **Traité de matière médicale ou Pharmacographie, physiologie et technique des agents médicamenteux.** 1 vol. in-8 avec 241 figures intercalées dans le texte. 1885. 21 fr.

FONSSAGRIVES. **Formulaire thérapeutique à l'usage des praticiens,** contenant les notions et les formules relatives à l'emploi des médicaments, de l'électricité, des eaux minérales, de l'hydrothérapie, des climats et du régime. 1 vol. avec figures intercalées dans le texte. 1882. 4 fr. Cartonné. 4 fr. 50

FONSSAGRIVES. **Leçons d'hygiène infantile.** 1 vol. in-8. 1882. 10 fr.

FONSSAGRIVES. **Le rôle des mères dans les maladies des enfants,** ou ce qu'elles doivent savoir pour seconder le médecin. 5e édition, revue et augmentée. 1 vol. in-8. 1883. 3 fr. 50

ESTRADÈRE. **Du massage,** son histoire, ses manipulations, ses effets physiologiques et thérapeutiques. 2e édition, revue et augmentée. 1 vol. in-8. 1884. 4 fr.

ERB, professeur à l'Université de Leipzig, etc. **Traité d'électrothérapie,** traduit de l'allemand par M. le docteur RUEFF. 1 vol. in-8 avec 39 figures intercalées dans le texte. 1884. 13 fr.

DESCROIZILLES, médecin de l'hôpital des Enfants malades, etc. **Manuel de pathologie et de clinique infantiles.** 1 vol. in-18. 1884. 12 fr.

AUDHOUI, médecin de l'hôpital de la Pitié, **Traité des maladies de l'estomac.** 1 vol. in-8. 1883. 6 fr.

VIRY, médecin-major de 1re classe, etc. **Manuel d'hygiène militaire,** suivi d'un Précis des premiers secours à donner en attendant l'arrivée du médecin. 1 vol. in-18 avec 42 figures intercalées dans le texte. 1886. 4 fr.

BOURLOTON. — Imprimeries réunies, B, rue Mignon, 2

ARCHIVES D'OPHTALMOLOGIE

PUBLIÉES PAR

F. PANAS
Professeur de clinique ophtalmologique à la Faculté de Paris.

E. LANDOLT
Chirurgien-Oculiste consultant de l'Institution nationale des jeunes aveugles.

A. GAYET
Professeur de clinique ophtalmologique à la Faculté de Lyon.

BADAL
Professeur de clinique ophtalmologique à la Faculté de Bordeaux.

Secrétaire de la rédaction : **VALUDE**
Chef de clinique ophtalmologique à la Faculté de Paris.

Les *Archives d'ophtalmologie*, paraissant tous les deux mois, depuis le 1er novembre 1880, forment aujourd'hui six beaux volumes in-8 de 576 pages chacun, avec figures dans le texte et nombreuses planches.

Chaque numéro contient, en moyenne, de six à huit mémoires originaux, une analyse des principaux ouvrages, un compte rendu des Sociétés savantes, enfin une revue bibliographique de tous les travaux d'ophtalmologie parus dans le trimestre précédent.

RÉSUMÉ DES PRINCIPAUX MÉMOIRES CONTENUS DANS LES « ARCHIVES »

(*Tomes I à VI.*)

Anatomie et physiologie. — Les fonctions rétiniennes, LANDOLT. — Théorie de l'astigmatisme, LEROY. — Un télémètre, LANDOLT. — Emplo du prisme, BAUDRY. — Vision centrale et acuité visuelle, LEROY. — Anatomie de la rétine, RANVIER. — Usages du trou sténopéique, CHARPENTIER. — Œil du protée, DESROSSES. — Influence de l'éclairage sur l'acuité visuelle, CHARPENTIER. — Appareil suspenseur du cristallin, HOCQUARD et MASSON. — Distinction des points noirs sur fond blanc, CHARPENTIER. — Myopie, LANDOLT. — Anatomie comparée de l'appareil moteur de l'œil, MOTAIS. — Perceptions successives, CHARPENTIER. — Couche pigmentaire de l'iris, BOÉ. — Intensités lumineuses, CHARPENTIER. — Adaptation rétinienne, CHARPENTIER. — Méthode polarimétrique, CHARPENTIER.

Thérapeutique et médecine opératoire. — Blépharoplastie, LANDOLT. — Traitement du décollement de la rétine, DIANOUX. — Section optico-ciliaire, PONCET et LANDOLT. — Élongation du trijumeau, PANAS. — Cure du strabisme par les mydriatiques et myotiques, BOUCHERON. — Peroxyde d'hydrogène, LANDOLT. — Iodoforme, MANOLESCU. — Strychnine et courants constants, ELLABY. — Strabisme monolatéral, ABADIE. — Anesthésie en oculistique, GAYET. — Iridosclérotomie, PANAS. — Cocaïne, LANDOLT. — Thermocautère dens le trichiasis, TERRIER. — Amplitude de convergence, LANDOLT. — Extirpation de la glande lacrymale en totalité, BADAL. — Opérations pratiquées sur les paupières, LANDOLT. — Ténotomie de l'oblique inférieur, LANDOLT. — Traitement du ptosis, PANAS. — De la greffe oculaire, TERRIER. — Opération de Badal, LAGRANGE. — Recherches anatomiques sur les opérations du strabisme, KALT. — Notre blépharostat perfectionné, LANDOLT. — Seringue à lavages, PANAS.

Annexes de l'œil. — Anatomie pathologique du ptérygion, PONCET. — Paralysie du moteur oculaire externe, PANAS. — Mouvements des yeux, LANDOLT. — Angiome caverneux de l'orbite, ELOUI. — Larmes de sang, DAMALIX. — Dermoïdes, VASSAUX. — Sarcome de la paupière, EPERON. — Exostoses fronto-orbitaires, PANAS. — Kystes huileux, VASSAUX et BROCA. — Ophtalmie rhumatismale, TERRIER. — Sarcome mélanique de la conjonctive, LAGRANGE. — Lymphadénomes des deux orbites, DELENS. — Tumeurs symétriques des deux orbites, GAYET.

Réfraction et sens chromatique. — Achromatopsie totale, LANDOLT. — Champ visuel des couleurs, MACÉ et NICATI. — Essence de l'hypermétropie manifeste et latente, SCHRŒDER. — Perception des couleurs à la périphérie, CHARPENTIER. — Myopie, LANDOLT. — Détermination du sens lumineux et chromatique, MIÉVILLE. — Degrés élevés de myopie à l'image droite, EPERON. — Amplitude de convergence, LANDOLT. — Perception monoculaire des grandeurs et des formes apparentes, LEROY. — De la kératoscopie, LEROY. — Hémiachromatopsie absolue, EPERON. — Champ de fixation monoculaire, KAHN. — Daltonisme, FAVRE. — Skiascopie, CHIBRET.

Cataractes. — Cataracte nucléaire de l'enfance, PANAS. — Choix du meilleur procédé d'extraction, PANAS. — Extraction antiseptique de la cataracte BETTREMIEUX. — Technique de l'opération de la cataracte, CHIBRET. — Cataracte traumatique, BOÉ.

Maladies du globe et des membranes. — Staphylome intercalaire, DESFOSSES. — Pannus granuleux, PONCET. — De l'expulsion totale de l'iris, GAYET. — Dilatation des lymphatiques péricornéens, NUEL. — Plaques épithéliales de la cornée, HOCQUARD. — Kératite interstitielle diffuse, PANAS. — Kératite professionnelle, BELLOUARD. — Ophtalmie diphtéritique, BARETTE. — Conjonctivite purulente, HÜBSCHER. — Microphtalmie et glaucome, HOCQUARD et MASSON. — Hypohémas, BROCA. — Tuberculose du tractus uvéal, EPERON. — Atrophie du globe, HOCQUARD et MASSON. — Tuberculose de la cornée, VASSAUX et PANAS. — Infection de l'œil, CHIBRET. — Processus inflammatoire de l'œil, VALUDE. — Traitement du kératocone, PANAS. — Essai sur l'atrophie du globe oculaire, GAYET et MASSON. — Staphylomes cornéens et synéchies antérieures, ABADIE. — Dermo-épithéliome de l'œil, PARINAUD. — Syphilis oculaire, BADAL.

Fond de l'œil et centres nerveux. — Goitre exophtalmique, PANAS. — Névrite optique, ABADIE. — Myxome fasciculé du nerf optique, PONCET. — Champ visuel, STOEBER. — Rétinite congénitale, GAYET. — Héméralopie, DOR. — Persistance d'artère hyaloïdienne, VASSAUX. — Héméralopie congénitale, CHIBRET. — Altérations pigmentaires de la rétine, DE LAPERSONNE et VASSAUX. — Phlébite suppurée des veines ophtalmiques et des sinus caverneux, DE LAPERSONNE. — Paralysies nucléaires, BLANC. — Affections hystériques des muscles oculaires, BOREL.

PANAS, professeur de clinique ophthalmoscopique à la Faculté de médecine de Paris, etc., et le docteur A. REMY. **Anatomie pathologique de l'œil.** 1 vol. in-8 avec 26 planches, dont 6 en chromolithographie. 1879............... 12 fr.

PANAS. **Leçons sur les maladies inflammatoires des membranes internes de l'œil,** comprenant l'iritis, les choroïdites et le glaucome, dirigées et publiées par L. KIRMISSON. 1 vol. in-8 avec 11 figures dans le texte. 1878...... 5 fr.

PANAS. **Leçons sur les rétinites,** rédigées et publiées par Armand CHEVALLEREAU, interne des hôpitaux de Paris, etc. 1 vol. in-8 avec figures dans le texte et deux planches en chromolithographie. 1878..................... 6 fr.

PANAS. **Leçons sur les affections de l'appareil lacrymal,** comprenant la glande lacrymale et les voies d'excrétion des larmes, rédigées et publiées par le docteur G. CHAMOIN. 1 vol. in-8 avec figures dans le texte. 1877.. ...... 5 fr.

PANAS. **Leçons sur les kératites,** précédées d'une étude sur la circulation et la nutrition de l'œil et de l'exposé des divers moyens de traitement employés contre les ophthalmies en général, rédigées et publiées par le docteur BUZOT. 1 vol. in-8 avec figures. 1876.. 4 fr.

PANAS et LOREY. **Leçons sur le strabisme, les paralysies oculaires, le nystagmus,** etc. 1 vol. in-8 avec figures. 1873.............................. 5 fr.

PANAS. **Conférences cliniques d'ophtalmologie** sur l'aspect ophtalmoscopique de la macula, le numérotage métrique des verres, l'atrophie blanche de la papille, les troubles papillaires dans les affections cérébro-spinales, la rétine pigmentaire, rédigées et publiées par Armand CHEVALLEREAU. In-8. 1877.. 1 fr. 50.

LANDOLT. **Le grossissement des images ophtalmoscopiques.**

LANDOLT. **Leçons sur le diagnostic des maladies des yeux,** faite à l'École pratique de la Faculté de médecine de Paris, recueillies par le docteur CHARPENTIER. 1 vol. in-8 avec 27 figures dans le texte. 1877.................. 6 fr.

LANDOLT. **Tableau synoptique des mouvements des yeux et leurs anomalies.** Une feuille in-plano avec figures. 1875.............................. 1 fr. 50

WECKER et LANDOLT. **Traité complet d'ophthalmologie.** Anatomie microscopique par les professeurs J. Arnold, A. Ivanoff, G. Schwalbe et Waldeyer. (Cet ouvrage remplace la troisième édition du Traité de Wecker, prix Châteauvillard.)

Tome Ier *Maladies des paupières, maladies de la conjonctive, ophtalmométrologie,* etc. 1 fort vol. in-8 avec 252 fig. intercalées dans le texte et 2 pl. (1880). 17 fr.

Tome II. *Maladies de la cornée, maladies du tractus uvéal, du corps vitré, de la sclérotique, glaucome, maladies du cristallin.* 1 vol. in-8, avec 217 figures intercalées dans le le texte (1880)..................................... 17 fr.

Tome III. *Réfraction et accommodation, amblyopies et amauroses, anomalies des mouvements des yeux,* etc. 1 vol. in-8°, avec 177 fig. inter. dans le texte (1886). 17 fr.

Tome IV. *Maladies de la rétine, du nerf optique, de l'orbite et des voies lacrymales,* etc. 1 vol. in-8 avec figures intercalées dans le texte (1886)........ 17 fr.

FOLLIN. **Leçons sur les principales méthodes de l'exploration de l'œil malade,** et en particulier sur l'application de l'ophthalmoscope au diagnostic des maladies des yeux, rédigées et publiées par Louis THOMAS, interne des hôpitaux, revues et approuvées par le professeur. 1 vol. in-8 de 300 pages avec 70 figures dans le texte et deux planches en chromolithographie, dessinées par Lackerbauer. 1863.. 7 fr.

BADAL, professeur de clinique ophthalmologique à la Faculté de médecine de Bordeaux, etc. **Clinique opthalmologique,** 1 vol. in-8 avec 14 figures dans le texte. 1878.. 4 fr.

BADAL. **Leçons d'ophtalmologie,** mémoires d'optique physiologique. 1 vol. in-8 avec 19 figures intercalées dans le texte. 1881.................. 5 fr.

Bulletins et Mémoires de la Société française d'ophthalmologie, publiés par les soins du comité : MM. Abadie, Armaignac, Chibret, Coppez, Gayet, Meyer, Poncet, secrétaire. 1re année (1883). 1 vol. in-8.................. 4 fr.
— 2e année (1884). 1 vol. in-8 avec figures dans le texte.............. 5 fr.

BOURLOTON. — Imprimeries réunies, B, rue Mignon, 2.

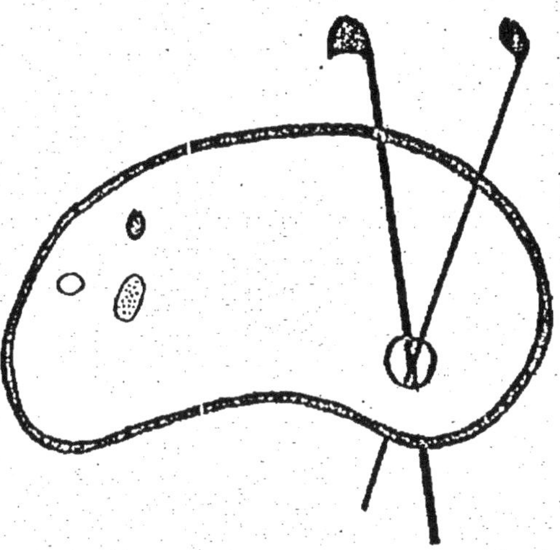

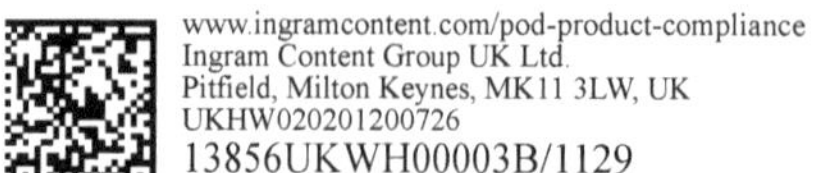
www.ingramcontent.com/pod-product-compliance
Ingram Content Group UK Ltd.
Pitfield, Milton Keynes, MK11 3LW, UK
UKHW020201200726
13856UKWH00003B/1129

9 782013 600354